Albert Döderlein

Das Scheidensekret und seine Bedeutung für das Puerperalfieber

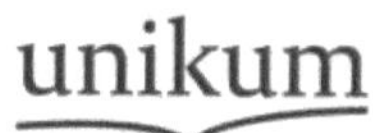

Albert Döderlein

Das Scheidensekret und seine Bedeutung für das Puerperalfieber

---

ISBN/EAN: 9783845742274

Erscheinungsjahr: 2012

Erscheinungsort: Bremen, Deutschland

www.unikum-verlag.de | office@unikum-verlag.de

Albert Döderlein

Das Scheidensekret und seine Bedeutung für das Puerperalfieber

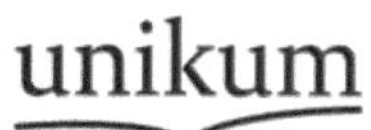

Das Scheidensekret

und

seine Bedeutung für das Puerperalfieber

von

Dr. Albert Döderlein

Privatdocent für Gynäkologie und I. Assistenzarzt an der Universitäts-Frauenklinik in Leipzig.

Mit 5 Tafeln in Lichtdruck und 1 Holzschnitt.

Leipzig

Verlag von Eduard Besold

(Arthur Georgi)

1892.

Vorwort.

Die nachfolgenden Untersuchungen über das Scheidensekret Schwangerer mögen als ein Beitrag zur Klärung der Frage betrachtet werden, ob und in welchem Umfange das Scheidensekret eine Infektionsgefahr für Kreissende bedingen kann.

Wie weit die Ansichten hierüber auseinander gehen, erhellt einmal aus den wissenschaftlichen Abhandlungen über die Antiseptik in der Geburtshilfe, tritt aber noch schroffer in den zur Zeit bestehenden Gegensätzen des praktischen Handelns und der prophylaktischen Massregeln zur Bekämpfung des Puerperalfiebers hervor.

Die antiseptischen Behandlungsprinzipien Kreissender scheiden sich immer mehr in zwei Richtungen.

Auf der einen Seite wird, gestützt auf bakteriologische Befunde in der Scheide, eine Verschärfung der Scheidendesinfektion verlangt, während auf der anderen Seite, unter Bezugnahme auf klinische Erfahrung, die Desinfektion der Scheide als gegenstandslos, ja sogar als schädlich bezeichnet wird.

Insoweit die klinische Erfahrung eine mehr subjektive Grundlage hat, wird die Regelung und Entscheidung des praktischen Handelns immer wieder auf die bakteriologische Erforschung der im Scheidensekret vor dem Zustande des Kreissens vorkommenden Mikroorganismen zurückgreifen müssen.

Meine Untersuchungen richteten sich darauf, bei einer grösseren Anzahl von Schwangeren die Anwesenheit pathogener Keime und die pathologische Werthigkeit derselben in der Scheide zu ermitteln, und statistisch festzustellen, in welchem Verhältnis und in welcher Häufigkeit dieselben vorkommen und die Kreissende gefährden können.

Der Gang der Untersuchung brachte es mit sich, auch die anderen in der Scheide zur Entwickelung kommenden Spaltpilze zu berücksichtigen, soweit dieselben durch ihr biologisches Verhalten die Aufmerksamkeit auf sich ziehen.

Als ein interessantes und wichtiges Ergebnis wurde das Vorkommen von Bacillen konstatirt, welche regelmässige Bewohner der gesunden Scheide selbst im Kindesalter sind, und durch ihre Spaltungsprodukte einen bestimmenden Einfluss auf die Bedingungen zur Ansiedelung anderer Keime äussern.

Das zur Untersuchung verwandte Material entstammt der Leipziger Universitäts-Frauenklinik: die Untersuchung selbst wurde im hygienischen Institut unter Leitung und Kontrolle des Direktors, Herrn Geheimen Medizinalrat Professor Dr. Franz Hofmann, ausgeführt.

Es ist mir eine angenehme Pflicht, an dieser Stelle Herrn Geheimrat Hofmann für die vielseitige Unterstützung bei Ausführung der Arbeit wärmstens zu danken, sowie auch Herrn Professor Zweifel für die Erlaubnis, das Material der Klinik in ausgedehnter Weise zur Untersuchung benutzen zu dürfen, meinen besten Dank auszusprechen.

Leipzig im Januar 1892.

Albert Döderlein.

Inhalts-Verzeichnis.

I. Kapitel.

Einleitung.

Die bakteriologische Untersuchung des Scheidensekrets hat bisher bei verschiedenen Autoren so widersprechende Resultate ergeben, dass weitere Forschung über diese für die Frage nach der Entstehung und Verhütung des Puerperalfiebers so bedeutsamen Mikroorganismen dringend nötig ist.

Mit den modernen Hilfsmitteln der Bakteriologie ausgeführt und ausführlich mitgeteilt sind die Untersuchungen von Gönner,[1]) Winter,[2]) Samschin.[3]) Steffeck[4]).

Gönner hat das Sekret mittelst geglühter Cürette direkt im Speculum der Cervix resp. der Vagina entnommen, dasselbe sodann mikroskopisch untersucht und auf Gelatine, Agar-agar etc. überimpft. Er fand mikroskopisch im Sekret verschiedenste Mikroorganismen, unter denen die Bacillen bedeutend vorwiegten. Die Züchtung dieser das Gesichtsfeld beherrschenden Bacillen gelang indes „nur ganz selten", während die oft spärlichen Kokken „mit viel grösserer Leichtigkeit wuchsen". Eine Änderung des Nährsubstrates hatte auf das bessere Wachstum der Bacillen keinen Einfluss, ebensowenig die Temperatur. Eine

Anmerkung: Die ältere Litteratur über diesen Gegenstand findet sich bei Haussmann: Die Parasiten der weiblichen Geschlechtsorgane des Menschen und einiger Tiere. Berlin 1870.

Erklärung über dies eigentümliche Verhalten der Bacillen vermag Gönner nicht zu geben.

Von den Kokken hat Gönner mehrere Arten reinzuzüchten vermocht, pathogene waren nie darunter, ausser einmal der von Billroth als Asococcus beschriebene Keim, der sich Gönner jedoch bei intraperitonealer Verimpfung bei einem Meerschweinchen als nicht pathogen erwies.

Von Bacillen isolirte Gönner zwei Arten, die ebenfalls den Tieren gegenüber harmlos waren.

Gönner schliesst demnach: „bei gesunden Schwangeren kommt im Cervikal- resp. Vaginalsekret kein pathogener Pilz vor.“

Bumm[5]) hat in Verbindung mit Bockhardt ebenfalls Untersuchungen über die Mikroorganismen der Scheide und des Uterus ausgeführt und deren Veröffentlichung in Aussicht gestellt. Ausser kurzen gelegentlichen Mitteilungen ist jedoch Ausführliches darüber nicht erschienen. Er fand im Scheidensekret gegenüber Bakterien und Bacillen die Kokkenform spärlich vertreten, und beschreibt ausführlich vier den Gonokokken ähnliche Diplokokken, die er aus dem Vaginalsekret reingezüchtet hat. Pathogene Keime insonderheit Streptokokken fand er nie; er bestätigte also Gönners Befunde.

Winter hat die Mikroorganismen des Scheidensekrets selbst nicht besonders berücksichtigt. Er nimmt an, dass die eingehend untersuchten Verhältnisse des Cervixsekretes auch für die Scheide Geltung haben.

Es lassen sich gegen die Cervixuntersuchungen Winters einige Einwände erheben, die eine erneute Prüfung dieses Teils der Winter'schen Arbeit nötig erscheinen lassen werden.

Gegen die Verallgemeinerung der in der Cervix herrschenden Verhältnisse für die Scheide dürfte besonders Einsprache erhoben werden müssen. Bez. des Vorkommens von Mikroorganismen im Cervikalsekret stellt Winter den Satz auf, dass hier auch bei gesunden Frauen immer Mikroorganismen vorhanden seien.

In Tabelle 4 sind Untersuchungsergebnisse bei Frauen in nichtschwangerem Zustande aufgeführt. Nun wird aber bei der Beobachtung in Nr. 11, 13, 14, 17, 18 und 19 ein gynäkologischer Befund angegeben, der den Ausdruck „gesunde“ Genitalien nicht rechtfertigt, indem zugleich pathologische Kennzeichen, wie Ektropium, Katarrh, schleimiger Ausfluss, Erosionen notirt werden. Ganz normale Verhältnisse garantirt auch Fall Nr. 12 nicht, bei welchem acht Tage vor der Sekretentnahme zur bakteriologischen Prüfung eine gynäkologische Untersuchung vorausgegangen war.

Ein einwurfsfreier Fall ist Nr. 15, Virgo, nie untersucht; der mikroskopische Befund ergab einen kleinen Bacillus, im Reagensglas wuchsen nur drei Kulturen.

Im Falle Nr. 16, bei welchem mikroskopisch gar keine Mikroorganismen gefunden wurden, betrug die Zahl der Kulturen ebenfalls nur 3, darunter eine Hefekultur.

Erwägen wir dabei noch weiter, dass Winter bei der Sekretentnahme aus der Cervix im Speculum keine Vorsichtsmassregeln angegeben hat, um eine zufällige, wenn auch nur ganz geringe Mitnahme von Vaginalsekret zu verhindern, was um so wahrscheinlicher wird, als der mikroskopische Befund bei Nr. 19 lautet: „Epithelien (vaginale?), dicht mit kleinen Bacillen besetzt,“ so dürfte das Vorkommen von Mikroorganismen im gesunden Cervikalschleim bis auf weitere Untersuchungen überhaupt anzuzweifeln sein. Dass im eitrigen Sekret des Cervixkatarrhs Mikroorganismen vorhanden sind, ist a priori anzunehmen, namentlich aber durch Winters Untersuchungen erwiesen. Da Winter das Scheidensekret selbst nicht in den Bereich seiner Studien gezogen hat, so wird wohl, da hier für die Mikroorganismen ganz andere Existenzbedingungen herrschen wie in den höher oben gelegenen Abschnitten des Genitaltraktus, der von Winter aufgestellte Satz: „der Genitalkanal enthält in der Hälfte aller Fälle pathogene Mikroorganismen (3 Staphylokokkenarten), welche sich in einem Zustand der abgeschwächten Virulenz befinden," in dieser allgemeinen Fassung nicht aufrecht erhalten werden können.

Samschins Untersuchungen führten zu demselben Resultat wie diejenigen Gönners, bei zehn nicht schwangeren Frauen fand er niemals im Vaginalsekret Eiterstaphylokokken.

Die Arbeit Steffecks, die im wesentlichen einen gleichen Untersuchungsgang und -Zweck wie die hier mitzuteilende hat, wird bei den einzelnen Abschnitten eingehend besprochen und verglichen werden. Sein Hauptresultat ist dem Winters ähnlich, „dass die im Genitalkanal des gesunden und nicht untersuchten Weibes vorkommenden Mikroorganismen, der Staphylococcus albus, der Staphylococcus aureus und der Streptococcus pathogene Mikroorganismen sind."

Übereinstimmend mit diesen Ergebnissen sind die von Kehrer[6]) unternommenen Experimente der Einimpfung von Vaginalsekret Schwangerer unter die Rückenhaut von Kaninchen, womit er in jedem fünften Fall Abscesse zu erzeugen vermochte.

II. Kapitel.

Die Arten des Scheidensekretes.

Die folgenden über die Mikroorganismen der Scheide von mir ausgeführten Untersuchungen sind wohl grösstenteils gleichzeitig mit denen von Steffeck unternommen. Die erste vorläufige Mitteilung wurde von mir auf dem X. internationalen Kongress in Berlin, August 1890, gemacht.*)

Die Voruntersuchungen, die zur Orientirung in dieser Frage unternommen wurden, mögen hier übergangen werden; sie führten zu einem Arbeitsplan, der den weiteren Untersuchungen zu Grunde lag.

Aufgabe war, bei einer möglichst grossen Zahl von Schwangeren, die vorher nicht touchirt worden waren, die Beschaffenheit des Scheidensekretes in anatomisch-mikroskopischer und namentlich bakteriologischer Beziehung zu untersuchen, um festzustellen, ob dasselbe pathogene Keime enthält und eine der Infektionsquellen für das Puerperalfieber darstellt.

Zur Gewinnung des Sekrets wurde die Schwangere auf den Untersuchungstisch in Steinschnittlage verbracht, nach Abwaschen der äusseren Genitalien mit 1‰ Sublimat, ohne dass die Desinfektionslösung in die Scheide selbst eindrang, ein kurzes sterilisirtes Glasröhrenspekulum, deren eine grössere

*) Siehe Centralblatt für Gyn. 1890, Congressbericht, Seite 54 ff.

Zahl in verschiedenen Weiten stets in sterilem Zustand vorrätig gehalten wurde, in die Vagina eingeführt und zunächst die Farbe, Konsistenz, Menge etc. des der Schleimhaut anhaftenden Sekretes beachtet. Sodann wurde mit einem jedesmal frisch geglühten Platinspatel etwas Sekret auf sehr empfindliches Lakmuspapier zur Prüfung der Reaktion verbracht. Zur sofortigen mikroskopischen Untersuchung wurde auf mehreren Deckgläsern eine dünne Schicht Sekretes ausgebreitet, und dasselbe, nach Trocknen vermittelst Durchziehens durch eine Flamme, in der bekannten Weise mit Methylviolett gefärbt.

Für die Zwecke der Züchtung wurde Sekret mit dem Platinspatel direkt von der nicht berührten Schleimhaut weg in die mit den verschiedenen Leimnährböden, bez. Bouillon beschickten Reagensgläser überimpft.

Die Zahl der nach dieser Anordnung von mir untersuchten Schwangeren beträgt 195.

Schon die blosse Besichtigung des Sekrets im eingeführten Spiegel lässt auffallende Unterschiede in der Beschaffenheit des Sekretes einzelner Schwangerer erkennen. Mit Zuhilfenahme der übrigen Prüfungen lassen sich zwei Arten von Sekret als Haupttypen erkennen.

Aus verschiedenen, näher mitzuteilenden Gründen habe ich den einen Typus als das gesunde, normale Sekret bezeichnet, den anderen Typus als das pathologische. Beide Arten sind durch markante. in jedem einzelnen Falle leicht nachweisbare Merkmale kenntlich.

Mit dieser Unterscheidung eines normalen und abnormen Sekretes bin ich zu einem andern Resultate gelangt, als Steffeck.

Wenn Steffeck sich dagegen ausspricht, dass man immer vom Genitalkanal des „gesunden" Weibes spricht, ohne eine

Definition zu geben, was unter diesem „gesund“ verstanden werden soll, so ist dem nur beizupflichten.

Es stammt dieser Ausdruck von Bockelmann,[7]) der den Satz aufstellte: „Die gesunde, normale Kreissende ist a priori als aseptisch anzusehen.“

Auch in der von Dührssen vorgeschlagenen Fassung: „Die Vagina der gesunden Kreissenden ist als aseptisch anzusehen,“ bleibt der Ausspruch Bockelmanns darum unerwiesen, weil einmal nicht klar ist, worauf sich dies „gesund“ bezieht, und andererseits weil der Gegensatz, worin das „krank“ bestehen soll, von Bockelmann nicht berücksichtigt wurde. Steffeck sagt mit Recht dazu:*) „Wenn nämlich das Wort gesund einen Sinn haben soll, so muss es sich nur auf das Genitalsekret, nicht aber auf den sonstigen Zustand der Kranken beziehen.“

Steffeck begründet weiterhin seine Auffassung mit folgenden Worten: „Nun kennen wir aber nur ein specifisches Sekret, das bei der Gonorrhoe; von allen anderen dagegen ist uns die Ätiologie bisher noch ganz unbekannt und überdies sind wir nicht im stande, dieselben mit Sicherheit als krankhaft oder nicht krankhaft zu erkennen. Praktisch kommt daher nicht das Sekret ‚gesunder‘ Frauen oder das ‚gesunde‘ Sekret, sondern überhaupt das Sekret des Genitalkanals in Betracht; höchstens könnte man bei der Frage nach pathogenen Organismen die Fälle von Gonorrhoe als besondere nicht mitrechnen. Findet man dagegen, vielleicht in der Hälfte der Fälle Eiterkokken in dem Sekret, so hat man kein Recht, diese Sekrete als ‚nicht gesund‘ zu bezeichnen; denn man kann nicht das pathologisch nennen, was ebenso oft vorkommt, wie das Normale.“

*) l. c. p. 344.

Dass ein realer Unterschied zwischen normalem und abnormem Scheidensekret besteht, wurde bis zu meiner diesbezüglichen Mitteilung auf dem internationalen Kongress von niemand ausser mir ausgesprochen.

Das von mir als normal bezeichnete Sekret stellt ein weissliches, krümmliches Material dar von der Konsistenz der geronnenen Milch, ohne Schleimbeimischung. Dies Sekret überzieht die Schleimhaut der Scheide auf der Oberfläche und in ihren Falten mit einem dünnen, weissgrauen Belage, der sich leicht abstreifen lässt. Manchmal ist dessen Menge eine grössere, dann ist aber die Konsistenz eine geringere, und kann etwa ein kleiner Theelöffel voll im oberen Spekulumende zusammentreten.

Die Reaktion dieses normalen Sekrets ist auf blauem Lakmuspapier stets intensiv sauer. In diesem einfach zu prüfenden, konstanten Merkmal liegt ein Hauptcharakteristikum für das normale Sekret. Die bakteriologische Untersuchung ergiebt in solchem Sekrete das fast ausschliessliche Vorkommen einer bestimmten Bacillenart, deren Lebenseigenschaften sich sowohl in der Scheide als im Kulturglas als charakteristisch erweisen.

Das zweite, von mir als pathologisch bezeichnete Sekret ist meist von gelblicher bis gelbgrüner Farbe und rahmähnlicher Konsistenz; nicht selten von kleinen massenhaften Gasblasen durchsetzt, schaumig oder mit zähem gelben Schleim vermengt. Die Reaktion des pathologischen Sekretes ist meist schwach sauer, nicht selten aber neutral oder alkalisch. In bakteriologischer Hinsicht unterscheidet sich dies Sekret von dem vorigen dadurch, dass hier die verschiedenartigsten Mikroorganismen, Bacillen sowohl wie Kokken, in grosser Zahl vorkommen, zahlreiche Keimarten also ihre Lebensbedingungen vorfinden.

Die Gründe, warum ich diese beiden Sekretarten, deren Unterschiede dem Untersucher prägnant entgegentreten, als normal und pathologisch bezeichne, sind nicht nur bakteriologischer Natur, sondern entstammen vorzugsweise der klinischen Beobachtung.

Die Untersuchung bei Schwangeren allein kann hier nicht massgebend sein.

Denn eine der häufigsten Ursachen zu den Erkrankungen der sekretorischen Organe der Genitalien ist ja gerade der Geschlechtsverkehr, dessen Hauptgefahr in der in den letzten Jahren immer mehr und mehr als äusserst verderblich erkannten und häufig vorkommenden gonorrhoischen Infektion liegt.

Will man sicher sein, einmal wirklich physiologisches Sekret, das durch keinerlei äussere Einwirkungen verändert ist, zu untersuchen, so muss man dasselbe solchen Genitalien entnehmen, an denen zuverlässig die Zeichen der Unberührtheit nachgewiesen werden können, d. i. bei Virgines mit intaktem Hymen. Findet man hier ein charakteristisches Sekret und kann man gewisse Charakteristica für dasselbe aufstellen, so wird dann erst die weitere Untersuchung des Sekretes Schwangerer ergeben können, ob auch bei ihren veränderten Verhältnissen noch die gleiche Sekretion stattfinden kann. Ergiebt sich, dass bei gesunden Schwangeren genau dasselbe Sekret enthalten ist, wie in der jungfräulich, nie berührten Scheide, so ist man unstreitig berechtigt, ein solches Sekret als normal und physiologisch zu bezeichnen.

Steffeck hat darauf gar nicht Rücksicht genommen und wirft von vornherein gegen diese Trennung des Sekretes ein, man könne das nicht pathologisch nennen, was ebenso oft vorkommt wie das Normale.

Es fanden sich bei meinem Material in der That die beiden

Sekretarten nahezu gleichmässig verteilt. Von den 195 von mir untersuchten Schwangeren hatten

108 — 55,3 % normales Sekret,
87 — 44,6 % pathologisches.*)

Hieraus ergiebt sich also die Schlussfolgerung, dass bei der Hälfte der der hiesigen Anstalt zugehenden Schwangeren Veränderungen in den Genitalien eingetreten sind, die eine pathologische Sekretion zur Folge haben. Weist noch dazu ein grosser Teil dieser Schwangeren offenbare Symptome an den Genitalien auf, die klinisch längst als krankhaft bekannt sind, so dürfte die Berechtigung der Bezeichnung „pathologisches Sekret" nicht zu bestreiten sein.

In dem häufigen Vorkommen des pathologisches Sekretes kann unmöglich ein Gegengrund gegen diese Annahme liegen. In anderen Anstalten mit weniger gewürfeltem Material als dem der Grossstadt, besonders aber bei Ehefrauen mit nicht so wechselndem Geschlechtsverkehr, wird das Zahlenverhältnis voraussichtlich ein günstigeres sein, wie ja in Bälde weitere Untersuchungen ergeben werden.

Einen Beleg dafür giebt auch bereits das hier vorliegende Material, wenn die Erstgebärenden, die a priori nicht so vielfache Infektionsgelegenheit hatten, von den wiederholt Schwangeren getrennt werden. Die ersteren weisen ein viel günstigeres Zahlenverhältnis auf.

Bei 102 Erstgebärenden war das Verhältnis des normalen Sekretes zum pathologischen 65 : 37, d. i. 63,7 %

---

*) Bei meiner Mitteilung in Bonn hatte ich über ein Material von 156 Schwangeren verfügt, seitdem sind noch 39 dazugekommen. Damals waren 56,4 % gesund, 43,6 % krank, die Zahlen sind auch bei dem Zuwachs nahezu dieselben geblieben.

Gesunde; bei 75 Mehrgebärenden dagegen 29:46, d. i. 38,6 % Gesunde, also gerade das umgekehrte Verhältnis.

Da bei den Mehrgebärenden der Anstalt wohl nicht selten verschiedene Väter die Erzeuger der einzelnen Kinder waren, geht auch aus obigen sehr bemerkenswerten Zahlen hervor, dass gewiss in erster Linie, wenn nicht vielleicht ausschliesslich, impurer Coitus die Ursache für die bleibende Änderung der Sekretion abgiebt. Nicht etwa die vorangegangenen Geburten sind es, welche mit den durch dieselben hervorgerufenen Veränderungen der Genitalien, namentlich etwa dem mangelnden Schluss der Vulva infolge eines schlecht verheilten Dammrisses, die Ursache zu der veränderten Sekretion geben. Unter den 37 gesunden Mehrgebärenden fanden sich viele mit klaffendem Scheideneingang; sobald die nicht der Luft ausgesetzten höher oben gelegenen Teile der Scheide mit dem Spekulum entfaltet waren, trat gleichwohl auch bei solchen Individuen das charakteristische normale Sekret zu Tage.

III. Kapitel.

Normales Sekret.

Zunächst wird die Frage zu erörtern sein, woher das Sekret der Scheide stammt?

Unter Sekretion versteht man die Absonderung von mehr oder weniger flüssigem Material durch die Thätigkeit von Drüsen.

Gebraucht man dies Wort in seiner eigentlichen Bedeutung, so dürfte das in der Scheide befindliche Material gar nicht Sekret genannt werden. Der Streit der Untersucher über die Existenz von Drüsen in der Scheidenschleimhaut ist zur Zeit dahin geschlichtet, dass die Zahl derselben eine so ausnehmend geringe ist, dass die Schleimhaut im allgemeinen als drüsenlos gilt. Jedenfalls kann die Menge des bei Schwangeren auch unter normalen Verhältnissen vorhandenen Sekrets keineswegs auf die Thätigkeit dieser vereinzelten, kleinen Drüschen bezogen werden.

Einzelne Autoren fassen das Scheidensekret als Produkt der höher oben oder weiter unten gelegenen drüsigen Organe auf.

So sagt Fritsch:[8]) „Die Feuchtigkeit der Scheide rührt vielmehr von dem Uterus-Sekret, vielleicht auch zum Teil von dem Sekret der Bartholinischen Drüse her."

Fasst man aber die Sekretverhältnisse im Uterus ins Auge, so ergiebt sich, dass unter normalen Verhältnissen eine Vermengung der Uterus- und Scheidensekrete nicht stattzufinden scheint. Im Uterus selbst kommen nur die acinösen Cervikaldrüsen als Schleim absondernde Organe in Frage. Fritsch erwähnt selbst an anderer Stelle:[9]) „Die Uterushöhle secernirt normaliter wenig Schleim; Küstner wies dies in exakter Weise nach und schon die ältesten Gynäkologen hatten die gleiche Ansicht."

Das Cervikalsekret aber ist vom Scheidensekret jederzeit leicht unterscheidbar.

Der Cervikalschleim ist ausgezeichnet durch äusserst zähe Konsistenz; er füllt für gewöhnlich den Cervikalkanal aus, mit einer Kuppe aus dem äusseren Muttermund in die Scheide hereinragend. Die vollständige Entfernung desselben mit Watte, Pincette etc. ist geradezu unmöglich. Derselbe wird regelmässig bei der Menstruation, natürlich auch bei Geburten ausgetrieben, sonst aber stagnirt dieser Schleimpropf, vielleicht ein mechanischer Schutz gegen das Aufdringen bakteriologischer Schädlichkeiten in die Uterushöhle. Das normale Scheidensekret dagegen ist nicht fadenziehend und schleimig, und ausserdem stets von stark sauerer Reaktion. Tritt Vermischung der Sekrete ein, so ist dies leicht zu erkennen, wie man sich bei pathologischer Hypersekretion der Cervikaldrüsen leicht überzeugen kann.

Ebensowenig wie die Cervix, wird für gewöhnlich die Bartholinische Drüse ihr Sekret mit dem der Scheide vermengen, da dieselbe überhaupt nur zu gewissen Zeiten eine grössere Menge Sekret produzirt.

Es ist wohl denkbar, dass die der Vaginalschleimhaut aufliegende Schicht auch wirklich von dieser selbst stammt, und zwar dadurch geliefert wird, dass die oberflächlichen Zellen abgestossen werden, und mit Lymphflüssigkeit vermischt einen weichen Brei geben, wie ihn das Sekret darstellt. Zu dieser Anschauung führt vornehmlich die Betrachtung des mikroskopischen

Präparates, das, von Bakterien abgesehen, lediglich Plattenepithelien und vereinzelte Schleimkörperchen enthält. (Siehe Tafel I Fig. 1, 2 und Tafel II Fig. 3).

Charakteristisch tritt dies zu Tage in Fig. 1 auf Tafel I, welche bei schwacher Vergrösserung die auf der Scheidenschleimhaut des neugeborenen Mädchens befindliche Auflagerung in gefärbtem Deckglaspräparat wiedergiebt.

Eine vollständig ungestörte und normale Abscheidung der Scheidenschleimhaut enthalten auch jene kongenitalen Hymenalcysten, wie sie von Winckel,[10]) Bastelberger[11]) und dem Verfasser[12]) beschrieben sind.

Die Entstehung dieser Cysten wurde von mir dahin gedeutet, dass durch Verkleben zweier gegenüberstehender Hymenalfalten ein mit geschichtetem Plattenepithel ausgekleideter Hohlraum abgeschlossen wird, der dann durch Ansammlung der sich abstossenden Zellen in eine Cyste verwandelt wird.*) Der breiige Inhalt dieser Cysten ist von ganz derselben Farbe und Konsistenz wie das Vaginalsekret und besteht mikroskopisch nur aus Plattenepithelien.

Eine gleiche Ansicht über die Art und Entstehung des Scheidensekrets äussert Winckel**) in seinem Lehrbuch. Ähnlich wie an den Lippen, in der Mundhöhle und Speiseröhre würden auch in der Scheide die obersten Epithellagen abgestossen, das Sekret bestehe nur aus Epithelzellen, Schleimkörperchen, Detritus und stäbchenförmigen Bakterien.

Dass das Sekret in der That nur dadurch entsteht, dass die mit den abgestossenen Plattenepithelien in geringer Menge

---

*) Winckel (Lehrbuch der Frauenkrankheiten 1886 p. 85) fasst diese Cysten als primäre Neubildung auf, entstanden durch Einstülpung, Abschilferung des Plattenepithels.

**) p. 102.

abgeschiedene Flüssigkeit vor Verdunstung und Eintrocknung bewahrt ist, geht auch daraus hervor, dass jede Spur von Flüssigkeit fehlt, sobald die Scheide prolabirt und damit der Luft ausgesetzt ist. Die Oberfläche der Schleimhaut wird trocken, die obersten Epithelien verhornen und, wenn nicht, wie so oft, Decubitusgeschwüre entstehen, fehlt jedes Material zur Ansiedelung von Spaltpilzen.

Interessant ist die Beobachtung von Haussmann,[13]) dass bei jungen Hündinnen die Geschlechtsorgane kaum befeuchtet und frei von Keimen sind.

Ausser den Plattenepithelien enthält das normale Scheidensekret nun regelmässig Spaltpilze.

In den zwei in Fig. 2 und 3 auf Tafel I u. II wiedergegebenen Photogrammen tritt uns, wie in den Hunderten von Präparaten, die ich mit normalem Sekret angefertigt habe, immer wieder dasselbe Bild entgegen. Zwischen grossen Plattenepithelien liegen Bacillen nahezu als Reinkultur einer bestimmten Art, und ist damit wohl die Berechtigung gegeben, von einem charakteristischen Sekret der gesunden Scheide zu sprechen.

Die Anwesenheit dieser Bacillen im Scheidensekret ist bisher nicht unbekannt. Haussmann, Gönner, Bumm, Winter und Steffeck haben dieselben beobachtet.

Überträgt man mit einem ausgeglühten Platinspatel beliebige Mengen des normalen Scheidensekrets, das im mikroskopischen Bild zahlreiche Bacillen aufweist, auf die üblichen Nährböden von Fleischpeptongelatine und Agar, so bleibt entlang dem Strich oder im Stich die Kultur in der Regel völlig aus.

Die verschiedenste Änderung und der Wechsel des Nährbodens führte immer wieder zu derselben Beobachtung, dass auch das reichlichst bacillenhaltige Sekret kaum eine Vermehrung der Keime darbot.

Nach vielfachen vergeblichen Versuchen der Züchtung gelang es schliesslich, wenigstens in der Mehrzahl der Fälle, ein typisches Auswachsen der Keime durch folgendes Verfahren zu erzielen. Eine geringe Menge des unverdünnten Sekretes wurde mit dem Platinspatel von der Schleimhaut ab sofort in sterilisirte Fleischpeptonbouillon mit 1 % Zucker übertragen. Diese Bouillongläser, von denen jedesmal mehrere zugleich von derselben Schwangeren infizirt worden waren, wurden 24 Stunden im Brütofen bei 37 ° C. gehalten. Danach wurden die Gläser nach sorgfältigem Abbrennen der Watte geöffnet und aus jedem mehrere Strichkulturen auf schräg erstarrtem Agar angelegt.

Der Agar enthielt, wie die Bouillon, 1 % Zucker und um den Nährboden wasserreicher zu erhalten, waren demselben noch 3 % Glycerin zugesetzt.

Wenn keine Verunreinigung der Bouillon beim Impfen erfolgt war, was durch Vergleich mehrerer Probengläser konstatirt werden kann, so sieht man auf dem schräg erstarrten Agar eine äusserst zarte Reinkultur aus einzelnen, feinsten Wassertröpfchen ähnlichen Punkten bestehend. (Siehe Fig. 9 Tafel V).

Die Kultur ist äusserst empfindlich gegen Trockenheit. Werden die Agargläser unter Glasverschluss und Zugabe eines Luftbefeuchters im Brütofen gehalten, so gelingt es, diese zarten Kulturen zum Weiterwachsen zu bringen. Sie vergrössern sich dann in der Fläche etwas, erheben sich ganz wenig über die Oberfläche des Nährbodens, stets aber bleiben dieselben sehr zart und durchsichtig. Durch Aufzüchtung in Bouillon gelingt es, viele Generationen fortzupflanzen, bei Übertragung der Bacillen von festem Nährboden auf wieder solchen nehmen die Bacillen bald Degenerationsformen an (Fig. 6 Tafel II). Die Züchtung gelang ausserdem auch in Milch, Blutserum; auf Kartoffelscheiben war keine Entwickelung zu konstatiren.

Ebenso wie gegen Wasserverlust des Nährbodens zeigen sich diese Bacillen-Reinkulturen äusserst empfindlich gegen die Temperatur.

In der gewöhnlichen Gelatine, bei 25—27° C., bleibt das Wachstum in allen Fällen aus. Zum Gedeihen der Kulturen ist vielmehr Körpertemperatur nötig, bei welcher sie sich nicht nur auf Agar, sondern auch in der hiebei flüssig werdenden Gelatine entwickeln. Ob die Bacillen die Gelatine verflüssigen oder nicht, konnte deshalb nicht festgestellt werden.

Entzieht man den Kulturen den Sauerstoff, so tritt eher ein kräftigeres als vermindertes Wachstum ein. Da hier ein Verdunsten des Wassers aus dem Nährboden noch zuverlässiger vermieden werden konnte, als wenn die Luft aus den Kulturgläsern nicht abgeschlossen war, erhielten sich die anaëroben Kulturen länger lebensfähig.

Es gehören die Bacillen danach zu den fakultativ anaëroben Keimen.

Im hängenden Tropfen untersucht, zeigen die Scheidenbacillen keine Bewegung, wie auch die spezifische Färbung auf Geisseln nach Löffler nie diese als Bewegungsorgane geltenden Gebilde erscheinen liess.

Die Mitteilungen der anderen Autoren über die Kultivirung der im Scheidensekret vorkommenden Bacillen sind sehr spärlich.

Gönner hat über negative Züchtungsversuche mit Bacillen des Scheidensekretes berichtet. Er bemerkt hiezu:*) „nur ganz selten gelang es, Kulturen von Bacillen zu erhalten.“ Änderungen des Nährsubstrates oder der Temperatur blieben ohne Ein-

*) l. c. p. 445.

fluss, die Ursache dieses Misserfolges vermochte Gönner nicht aufzuklären.

Steffeck notirt in seinen Versuchsprotokollen punktförmige Kolonien von Bacillen aus dem Scheidensekret, weiteres aber über deren Züchtung teilt er nicht mit.

Auch Winter*) erwähnt in Tabelle 5 unter Nr. 22 Bacillen, die „bei Zimmertemperatur nicht wachsend, auf Agar bei 37° C. sehr zarte, kaum sichtbare Kulturen mit leicht unebener, fast gekörnter Oberfläche" bilden. Viermal wurden dieselben von ihm aus der Cervix gezüchtet, und zwar einmal bei einer Virgo, dreimal bei Schwangeren.

Die genannten Autoren begnügten sich somit sämtlich mit einer kurzen Beschreibung der im Reagensglas erhaltenen Kulturen dieser Bacillen ohne weitere Charakteristik.

Das Studium der Biologie dieser Spaltpilze hat nun aber Thatsachen ergeben, welche das eigentümliche und stets zu beobachtende Verhalten des normalen Scheidensekretes erklären.

Bevor jedoch auf die weiteren an diesen Bacillen vorgenommenen Untersuchungen eingegangen werden kann, muss zunächst das chemische Verhalten des normalen Sekretes näher betrachtet werden.

Dass das auf blaues Lakmuspapier übertragene Sekret daselbst eine intensive Rötung hervorruft, wurde schon hervorgehoben. Die Stärke dieser sauren Reaktion legt den Wunsch nahe, den Säuregrad in diesem Sekret quantitativ zu bestimmen in Fällen, in welchen eine genügende Menge aus der Scheide gesammelt werden konnte. Das Sekret wurde teils mittels eines Röhrenspekulums durch Vor- und Zurückschieben desselben möglichst vollständig gewonnen, teils unter Zuhilfe-

*) l. c. p. 470.

nahme eines Klappenspekulums direkt mit einem grossen Platinspatel der gesamten Schleimhaut entnommen, auf einem Uhrschälchen von bekanntem Gewichte vereinigt und gewogen. Von hier weg wurde die ganze Masse nach Feststellung des Gewichtes in ein kleines Becherglas mit möglichst wenig Wasser abgenommen und mit Phenolphtalin als Indikator der Säuregrad durch eine Barytlösung von bestimmtem Gehalt titrirt.

Die Menge des aus der Scheide entfernbaren Sekretes zeigt Schwankungen zwischen 0,5—0,8 gr. Auf 100 gr frisches Scheidensekret berechnet, fand sich ein Säuregrad entsprechend 0,42 % als wasserfreie Schwefelsäure (SO^3) ausgedrückt, oder 0,945 % Milchsäure,*) und eine absolute Säuremenge entsprechend 2 bis 3 mmgr SO^3 oder ca. 5—7 mmgr Milchsäure.

Es ist klar, dass bei der Sekretentnahme mittelst des Spatels nicht die ganze Menge des Scheidensekretes gesammelt und zum Titriren gebracht werden konnte.

Doch schien es von Interesse zu sein, zu bestimmen, welche absolute Mengen von Säure sich in der Scheide einer gesunden Schwangeren vorfinden.

Zu diesem Zweck wurde unter Zuhilfenahme eines Röhrenspekulums zum Entfalten der Schleimhaut die Vagina wiederholt mit ausgekochtem, destillirten Wasser in einer Menge von je 30—50 ccm ausgespült, wobei durch Bewegen des Spekulums das Sekret von der Schleimhaut entfernt wurde. Die sorgfältig gesammelte, trübe Flüssigkeit, die etwa 200 gr betrug, wurde dann in der oben beschriebenen Weise mit Barytlösung titrirt und für die gesunde Scheide eine Säuremenge von 3—8 mmgr SO^3 oder 6—18 mmgr Milchsäure gefunden.

War die Scheide einer Schwangeren in dieser Weise aus-

*) 1 mmgr SO^3 = 2,25 mmgr Milchsäure.

gespült, so reagirten die letzten Proben der Flüssigkeit vollständig neutral. Um nun festzustellen, ob diese Säure sich in der Scheide selbständig bildet, verfuhr ich in der Weise, dass bei derselben Schwangeren in einer längeren Zeitperiode hindurch alle 24 Stunden die vollständige Ausspülung bis zur neutralen Reaktion vorgenommen und das Spülwasser jedesmal auf seinen Säuregehalt untersucht wurde. Hiebei ergab sich folgendes Resultat.

Die Gesamtmenge der Säure in der Scheide betrug:

Am	1. Tag	7,878 mmgr	SO^3	=	17,725	mmgr	Milchsäure
„	2. „	6,06	„ „	=	13,63	„	„
„	3. „	7,272	„ „	=	16,362	„	„
„	4. „	4,85	„ „	=	10,91	„	„
„	5. „	6,06	„ „	=	13,63	„	„
„	6. „	5,45	„ „	=	12,26	„	„
„	7. „	9,09	„ „	=	20,45	„	„
„	8. „	4,85	„ „	=	10,91	„	„
„	10. „	9,09	„ „	=	20,45	„	„
„	12. „	9,69	„ „	=	21,80	„	„

Es war demnach in 24 Stunden die Menge der gebildeten Säure durchschnittlich

6,23 mmgr SO^3 = 14,017 mmgr Milchsäure.

Die beiden letzten Bestimmungen wurden nach je 48 Stunden ausgeführt, sie ergaben die neugebildete Säuremenge im Mittel zu

9,34 mmgr SO^3 = 21,01 mmgr Milchsäure.

Die Säurebildung in der Scheide ist also eine verhältnismässig rege.

Die qualitative Untersuchung, die von dem ersten Assistenten des hygienischen Instituts, Herrn *Pallmann*, ausgeführt wurde, ergab, dass die Säure des in grossen Mengen bei verschiedenen Schwangeren gesammelten Sekrets sich als Milchsäure erwies, die als die charakteristischen Krystalle des milchsauren Zinkes dargestellt wurde. Zu einer elementar-analytischen Bestimmung war die Menge zu gering.

Es galt nun, die Quelle dieser Milchsäurebildung in der Scheide gesunder Schwangerer festzustellen.

Da, wie bereits oben angeführt wurde, das Scheidensekret nicht das Produkt spezifischer Drüsen ist, auch weder in der Cervix noch im Corpus uteri säurebildende Drüsen vorhanden sind, reagirt doch, wie jede Probe ergiebt, der Cervikalschleim stark alkalisch, so kann für den Ursprung der Säure im Scheidensekret nur ein accidenteller Vorgang angesprochen werden.

Einen Hinweis auf diesen Vorgang giebt das Verhalten des Sekrets neugeborener Mädchen. Dasselbe reagirt, sowohl Lebenden als Totgeborenen frisch entnommen, nur ganz schwach sauer; auf blauem Lakmuspapier entsteht ein schwachroter Fleck, der nach kurzer Zeit wieder verschwindet und verflüchtigender Kohlensäure zuzuschreiben ist.

Bei Virgines dagegen, welche in einer Zahl von acht Personen auf die Reaktion des normalen Scheidensekretes untersucht werden konnten, ergab sich, dass die Reaktionsintensität auf blauem Lakmuspapier ebenso sauer ist, wie bei Schwangeren mit normalem Sekret. Quantitative Bestimmungen sind bei der sehr geringen Menge des vorhandenen Sekretes in der jungfräulichen Scheide nicht ausführbar, zumal die Rücksicht auf die Erhaltung des Hymens nur das Einführen von kleinsten Röhrenspiegeln gestattete und dadurch eine Entfaltung der Scheide nicht erreicht werden konnte.

Als einziger Unterschied zwischen dem Scheidensekret des Neugeborenen und dem der Virgo, bez. der Schwangeren, tritt nun entgegen, dass das erstere keimfrei ist, während die letzteren stets eine grosse Zahl der beschriebenen Bacillen, oft in Reinkultur enthalten. Es lag darum nahe, die aus der Scheide gezüchteten Bacillen auf ihre Gährungseigenschaft zu untersuchen. Hiezu wurden die Bacillen von einer Agar-Reinkultur ab in 10 ccm 1 % Zucker haltender Nährbouillon im Brütofen gezüchtet.

Der geringe Grad der Säure, welchen die Fleischwasserpeptonlösung enthält, wurde für das zu Kulturen verwendete Flüssigkeitsquantum jedesmal festgestellt. Er schwankte in 10 ccm zwischen 8,8 und 18,9 mmgr SO^3, die bei der folgenden Berechnung in Abzug gebracht wurden. Nachdem die in der Lösung entstandene starke Trübung zeigte, wie reichlich die Kultur herangewachsen war, wurde die Bouillon zur Entfernung der durch die Thätigkeit der Spaltpilze entstandenen freien Kohlensäure aufgekocht und nach dem Abkühlen mit Barytlösung titrirt. Es ergab sich, dass in allen Fällen, in welchen durch eine vor dem Aufkochen vorgenommene Abimpfung der Bouillonkultur auf Agar die Reinheit derselben festgestellt worden war, die Säure in der Nährflüssigkeit erheblich zugenommen hatte und der Zucker zum grossen Teil zur Vergährung gebracht war.

Wie rasch die Säurebildung verläuft, möge nachstehender Versuch zeigen. Bei demselben wurden je 10 ccm zuckerhaltiger Bouillon in eine grosse Zahl von Reagensgläsern verteilt und mit den Scheidenbacillen geimpft. Alle 24 Stunden wurden zwei Reagensgläser aus dem Brütofen entnommen und nach Austreiben der freien Kohlensäure durch Aufkochen die neuentstandene Säuremenge titrirt. In den Kulturen waren durchschnittlich

in	24	Stunden	16 mmgr
„	48	„	25 „
„	72	„	32 „
„	96	„	40 „
„	120	„	50 „

Säure, in SO^3 ausgedrückt, gebildet.

Auf 100 ccm Flüssigkeit berechnet, ergiebt dies einen Säuregrad entsprechend

$$0,5\,\%\ SO^3 = 1,125\,\%\ \text{Milchsäure.}$$

Blieben die Gläser noch länger als fünf Tage, bis zu 14 Tagen und drei Wochen im Brütofen, so stieg trotz eines Überschusses des vorhandenen Zuckers der Säuregehalt nicht weiter als auf 56,32 mmgr SO^3. Das Säuremaximum ist somit nicht sehr beträchtlich, bei welchem die aus der Scheide gezüchteten Bacillen durch ihre eigene Säure im weiteren Wachstum gehindert werden. Die Prüfung der von den Bacillen in der zuckerhaltenden Nährlösung gebildeten Säure ergab auch hier in der Hauptsache Milchsäure.

Erwägt man, dass die Scheidenbacillen in der Bouillon eine Säuremenge bis zu dem Werte von ca. 0,5% anreichern, wobei sodann ein Stillstand der Säurebildung stattfindet, sowie dass auch in der normalen Scheide der Säuregrad des frisch entnommenen Sekretes gleichfalls auf ca. 0,4% ansteigt, in beiden Fällen, in der Kultur wie in der Scheide, Milchsäure reichlich nachzuweisen ist, so dürfte es wohl gerechtfertigt sein, anzunehmen, dass die Bacillen und das saure Scheidensekret in einem Abhängigkeitsverhältnis von einander stehen, und die Bacillen es sind, welche den Säuregehalt in der normalen Scheide bewirken. Unterstützend für die Annahme ist ferner, dass das bacillenfreie Sekret der Neugeborenen neutral reagirt und nur bei der reichlichen Gegenwart der Bacillen das Scheidensekret den relativ hohen Säuregrad aufweist.

Ausser diesen Bacillen kommen aus dem normalen Sekret Schwangerer nur selten und als von zufälliger Verunreinigung herrührend, vereinzelte Keime auf Strich- oder Plattenkulturen zur Entwickelung. Nur ein Keim findet sich häufiger und in einer Menge, dass derselbe als zeitweilig dem normalen Sekret zugehörig betrachtet werden kann, nämlich ein Hefepilz.

Bei 50 gesunden Schwangeren, deren Sekret auf Nährböden übertragen wurde, fand ich denselben 18 mal, d. i. in 36% der Fälle.

Sowohl Steffeck wie Winter fanden ebenfalls das Vorkommen von Hefe im Scheidensekret.

Steffeck sah bei den Sekretimpfungen von 29 Schwangeren sechsmal das Aufkeimen von Hefe, d. i. in 20,6% und Winter bei 20 Fällen viermal, d. i. auch in 20%. Der Zahlenunterschied zwischen diesen Autoren und mir dürfte darin begründet sein, dass ich der Häufigkeitsberechnung nur gesunde Schwangere zu Grunde legte, während bei diesen eine Trennung nicht statthatte. Bei pathologischer Sekretion aber erhielt ich nie Hefekulturen im Kulturglas.

Was für ein Hefepilz dies ist, haben Steffeck und Winter nicht geprüft. Die nach dieser Richtung hin von mir vorgenommenen Untersuchungen haben ergeben, dass dieser Pilz identisch ist mit der als Soorhefe wohlbekannten Hefenart.

Nach den abschliessenden Untersuchungen von Plaut,[14]) der Gelegenheit hatte, die von mir aus der Scheide gezüchteten Hefepilze in ihren verschiedenen Kulturzuständen zu sehen, ist der Soorpilz identisch mit Monilia candida Bonorden, deren Charakteristica auch bei meinen Kulturen zu Tage treten.

Nach Flügge[15]) gehört dieser Keim zu den Spross- oder

Hefepilzen und ist er wahrscheinlich den niederen Askomyceten zuzurechnen.

Dieser Pilz hat, wie zuerst Grawitz[16]) im Jahre 1877 und später Baginsky[17]) und Zweifel in Verbindung mit Reess[18]) nachgewiesen haben, zwei Entwickelungsarten, beide lassen sich, wie die beigegebenen Photogramme meiner Präparate zeigen, auch aus der der Scheide entstammenden Monilia darstellen.

Figur 7 Tafel IV giebt die erste Wuchsform als Gonidien wieder, die sich durch Sprossung, wie auf dem Bilde ersichtlich, vermehren.

Figur 8 stellt die zweite Entwickelungsform dar als Mycelium, aus welchem durch Abschnürung wieder Gonidien hervorgehen.

Eine ausführliche Beschreibung der Soorpilze findet sich bei Plaut.

Auf Gelatine bei gewöhnlicher Temperatur und auf Agar bei 37° C. bildet dieser Pilz dicke, weisse Rasen, im Stich der Gelatine treten charakteristische, zarte Ausläufer auf, die der Kultur das Aussehen einer feinen Bürste geben.

Photogramm 10 Tafel V stellt eine Stichkultur dieser aus der Scheide gezüchteten Soorhefe dar.

Auch die von mir mit dem Scheidensoor ausgeführten Tierexperimente ergaben die Identität meiner Kulturen mit den Soorkulturen Plauts. Überträgt man von einer Reinkultur der Scheidenhefe eine Spur in die vordere Augenkammer des Kaninchens, so zeigt sich schon nach 24 Stunden die Entwickelung der Gonidien als Mycelien, die von der Impfstelle aus strahlenförmig das Kammerwasser durchsetzen und eine schon von aussen kenntliche Trübung erzeugen. Mikroskopisch erhält man aus dem Inhalt des Auges lange Mycelfäden, die auf Agar wiederum als Reinkultur von Gonidien auswachsen.

In den Fällen, in welchen ich im Scheidensekret den Soorpilz neben den Milchsäure bildenden Scheidenbacillen zur Kultur bringen konnte, fand sich klinisch keinerlei Veränderung vor, wie sie als Soor der Vagina beschrieben wurde.

Die Soorhefe findet sich eben nur vereinzelt als ein Pilz, der relativ häufig in der gesunden Scheide Schwangerer vorkommt, aber es unter den hier obwaltenden Verhältnissen nur zu einem mässigen, klinisch nicht wahrnehmbaren Wachstum zu bringen vermag.

Über die Soormykosis in der Scheide Schwangerer liegt eine Reihe von Beobachtungen vor von L. Mayer,[19]) Winckel,[20]) Haussmann*) und Zweifel.[21])

Winckel fand diese Soormykosis bei sechs Schwangeren unter 150 Fällen.

Eingehende Studien darüber hat Haussmann in seiner vortrefflichen Monographie veröffentlicht.

Man zählte damals den Soorpilz noch zu den Schimmelpilzen als Oidium albicans.

Haussmann fand den Soorpilz in etwas mehr als 10% der von ihm untersuchten Schwangeren und konstatirte analog den Beobachtungen früherer Autoren, dass die Schwangerschafts-Veränderungen der Scheide eine erhöhte Disposition zu dieser Mykosis schaffen.

Unter 16 Kranken früherer Beobachter waren 12 schwanger.

Bei den über 200 Schwangeren, die Haussmann untersuchte, fand er 27mal Soor, bei über 1000 nichtschwangeren Frauen dagegen nur 11mal; er berechnet darnach ein prozentuarisches Vorkommen von 11% bei Schwangeren, von 1—2% bei nichtschwangeren Frauen.

*) l. c.

Einen Anhaltspunkt dafür, warum bei Schwangeren relativ viel häufiger als bei Nichtschwangeren Soorpilze in der Scheide vorkommen, giebt, wie ich glaube, die Thatsache, dass ich Soorpilze nur aus intensiv saurem, gesundem Sekret erhielt, das bei Schwangeren in reichlicherem Masse vorhanden ist und den Soorpilzen bessere Entwickelungsbedingungen bietet als bei Nichtschwangeren. Niemals erhielt ich Soorkulturen aus dem pathologischen Scheidensekret. Das Verhalten der Soorpilze in der Scheide giebt beachtenswerte Anhaltspunkte über die Wachstumsbedingungen der Spaltpilze in der Scheide.

Bemerkenswerth über die Biologie der Soorhefe in der Scheide ist zunächst, dass die bei Schwangeren zu beobachtende Soormykosis der Scheide im Wochenbett von selbst verschwindet, wie Winckel zuerst gefunden hat. Er nimmt als Grund hiefür an,*) dass durch den steten Abfluss reichlicher Mengen alkalischer Flüssigkeit aus dem Uterus im Wochenbette die Pilze gestört würden.

Auch Haussmann hat nie Soorpilze gefunden bei Frauen, deren Scheidensekret „durch starke Endometritis catarrhalis mit vermehrter Absonderung neutralisirt oder alkalisch war.“ Ebenso konnte er die Winckelsche Beobachtung bestätigen, dass im Wochenbett die Soorpilze aus der Scheide verschwinden.

Übereinstimmend damit sind auch meine Untersuchungsergebnisse, die dahin gehen, dass erstens Soorpilze nur in saurem Vaginalsekret vorkommen, und dass zweitens bei denselben Frauen, bei welchen in der Schwangerschaft Soorpilze aus dem Scheidensekret reichlich gezüchtet werden konnten, aus den Vaginallochien nie mehr solche aufgingen, auch wenn

*) l. c. p. 239.

keinerlei Antiseptica bei der Geburt oder im Wochenbett zur Verwendung kamen.

Würde aber die Alkalescenz des Nährbodens ein störendes Moment für die Entwickelung des Soorpilzes abgeben, wie dies Winckel und Haussmann annehmen, dann müsste dieser Mikroorganismus ebensowenig bei den Verimpfungen in alkalische Körperflüssigkeiten angehen, wie er in dem alkalisch gewordenen Scheidensekret bez. in den Scheidenlochien verkümmert und zu Grunde geht.

Hiemit steht die Beobachtung im Widerspruch, dass die Soorpilze, in die vordere Augenkammer oder in das subkutane Zellgewebe eingebracht, trotz des hier vorhandenen, alkalischen Substrates, wie es die normale Lymphe und die Flüssigkeit des Auges immer darstellt, sich vermehren und sogar zur Zerstörung des Gewebes führen, wie dies von Grawitz, Plaut und auch von mir in obigen Versuchen beschrieben wurde.

Ich glaube nach meinen Beobachtungen vielmehr schliessen zu dürfen, dass das normale saure Scheidensekret darum die Ansiedelung der Soorpilze begünstigt, weil andere saprophytische Keime in demselben fehlen.

Die Saprophyten, die zufällig in die Scheide gelangen, gehen im Sekret derselben zu Grunde, während die im sauren Nährboden gut gedeihenden Soorpilze neben den Scheidenbacillen vegetiren. Sobald jedoch das Scheidensekret neutral oder alkalisch wird, wie dies am ausgesprochensten bei der Lochiensekretion der Fall ist, ändern sich die Nährbedingungen für die Mikroorganismen in der Art, dass die saprophytischen Keime die im alkalischen Nährboden zu Grunde gehenden Scheidenbacillen überwuchern. Durch das Wachstum der Saprophyten und die von ihnen reichlich gebildeten Stoffwechselprodukte gehen auch die Soorpilze im Kampf ums Dasein zu Grunde.

Für die Annahme, dass die Säure des Scheidensekrets wohl die Entwickelung der Scheidenbacillen und der an Säure gewöhnten Soorpilze erlaubt, dagegen die Vermehrung der saprophytischen Keime hindert, und darum das im normalen Sekret so häufig zu beobachtende gleichzeitige Vorhandensein der Reinkultur von Scheidenbacillen und von Soorpilzen gestattet, sprechen folgende Beobachtungen.

Die bakteriologische Untersuchung ergab, dass im normalen Scheidensekret saprophytische Keime höchstens nur vereinzelt vorkommen, obwohl die Übertragungsbedingungen für die verschiedenartigsten Keime in der Scheide bei der Kohabitation, beim Bade, bei Ausspülungen u. a. gewiss nicht selten sind. Besonders hervorzuheben ist, dass ich im normalen Sekret niemals pathogene Keime nachweisen konnte.

Insofern die Säure in der normalen Scheide unser naheliegendes Interesse für das Verhalten der in die Scheide eingeführten pathogenen Keime beansprucht, führte ich folgende Untersuchung aus, welche die gegenseitigen Beziehungen zwischen den säurebildenden Bacillen und den pathogenen Mikroorganismen in ein klares Licht zu stellen geeignet sind.

Es galt zunächst zu prüfen, inwieweit die Säurebacillen die Entwickelung der pathogenen Keime hindern.

Auf einem Petrischen Agargussschälchen wurden von einer Bouillon-Reinkultur der Scheidenbacillen mit der ausgeglühten Platinnadel einige parallele Impfstriche angelegt. Das gegen Eintrocknen sorgfältig geschützte Schälchen zeigte nach drei Tagen, stets bei 37° C. gehalten, die deutlich entwickelten Striche der Reinkultur der Bacillen. Nun wurden aus einer Bouillon-Reinkultur von Staphylococcus pyogenes aureus mit der Platinöse Querstriche über die bereits entwickelten Strichkulturen der Scheidenbacillen auf dem Agar gezogen. In diesem

Versuch, bei welchem die Staphylokokken-Kultur auf die Kultur der Scheidenbacillen aufgebracht und mit letzteren oberflächlich vermischt wurde, ohne dass die zarte Kultur der Scheidenbacillen an dem Berührungspunkte der Striche abgestreift war, blieb, wie das Photogramm 11 auf Tafel V zeigt, die Staphylokokken-Kultur im Wachstumsbezirk der Scheidenbacillen vollständig aus, während an den entfernten Stellen die dicken Rasen der Staphylokokken aufgingen. Der Staphylococcus geht somit im Kampfe mit den Scheidenbacillen, trotz des ihm günstigen Nährbodens des Fleischpeptonagar, zu Grunde.

Die Konkurrenz der beiden Mikroorganismen ist jedoch keine absolut gleiche. Die Übertragung der einen Kultur gegenüber der anderen ist, wie der weitere Versuch zeigt. massgebend für das Aufzüchten einer von den beiden Arten. Wurde nämlich in Bouillon eine Aussaat der Reinkultur der Scheidenbacillen gegeben und gleichzeitig eine Übertragung von Staphylokokken vorgenommen, so vermochten die letzteren die Bacillen zu überwuchern bis zu dem Grade, dass die Scheidenbacillen schon nach 24 Stunden bei Abimpfen auf Strich sowie Platten nicht mehr nachgewiesen werden konnten.

Wurde dagegen die Bouillonkultur der Scheidenbacillen ein oder zwei Tage bei 37° C. gehalten und erst dann, wenn dieselben zur üppigen Vermehrung gelangt und die von ihnen erzeugten Stoffwechselprodukte reichlich vorhanden waren, mit Staphylococcus pyogenes aureus geimpft, so ergab sich, dass nunmehr die pathogenen Keime zu Grunde gingen und Übertragung auf andere Nährböden keine Entwickelung von Staphylokokken-Kulturen zur Folge hatte.

Diese Versuchsanordnung, mehrfach und stets mit gleichem Resultate wiederholt, beweist, dass die Scheidenbacillen, bez. ihre Stoffwechselprodukte, zu welchen ich als wirksamen Teil die Säure nicht allein, wenn auch vorzugsweise rechnen möchte, ein Hindernismittel für die Entwickelung der Staphylokokken darstellen, welches jedoch nur dann zur vollen Geltung kommt, wenn die Scheidenbacillen in den Kulturen in vorwiegendem Masse zur Geltung kommen.

Letzteres dürfte in der normalen Scheide der Schwangeren, welche stets diese Bacillen und ihre Produkte in reichem Masse enthält, der Fall sein.

Ob die Kampfbedingungen der Scheidenbacillen gegen andere Keime sich ergiebig und wirksam auch in der Scheide nicht Schwangerer erweisen, wird noch weiterer Versuche bedürfen. Gegen ein solches Verhalten spricht der Umstand, dass in der Scheide nicht Schwangerer häufiger fremde Keime gefunden werden, als im normalen Sekret Schwangerer. Dass aber die Wirkung der Scheidenbacillen auch in der Scheide nicht Schwangerer keineswegs zu unterschätzen ist, möchte folgender Versuch zeigen.

Bei einer Virgo, bei welcher die Sekretuntersuchung die Scheidenbacillen in Reinkultur ergeben hatte, liess ich mittelst eines kleinen Glasröhrenspekulums unter sorgfältigster Vermeidung jeder kleinsten, mechanischen Verletzung mehrere ccm einer Bouillonkultur von Staphylococcus aureus gegen den oberen Teil der Scheide einfliessen.

Mit dem Zurückziehen des kleinen Spekulums floss der Rest der Kultur, die Wände der Scheide bespülend, aus. Sechs Stunden später ergab die mit der Platinöse von möglichst verschiedenen Stellen der Schleimhaut abgenommene Probe des Scheidensekrets im Strich der Gelatine ein reichliches Auswachsen der Staphylokokken.

Da die Scheidenbacillen auf Gelatine bei Zimmertemperatur nicht gedeihen, und das Scheidensekret, wie vorher konstatirt war, keine anderen Keime enthielt, so lieferten die vorgenommenen Striche eine Reinkultur der Staphylokokken. Nebenstehende Abbildung zeigt in den einzeln sichtbaren Punktkulturen, wie reichlich die Kokken im Sekret der Scheide noch sechs Stunden nach der Infizirung verteilt waren.

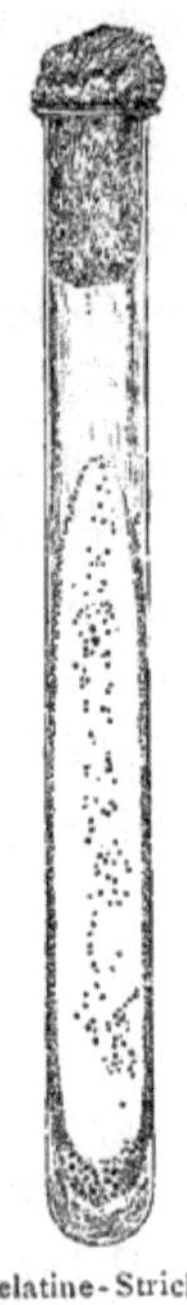

Gelatine-Strichkultur von Staphylococcus pyogenes aureus aus Vaginalsekret. 6 St. nach experimenteller Infektion der Vagina mit einer Bouillonkultur von Staph.

Die 24 Stunden später in derselben Weise entnommene Probe des Sekretes ergab jetzt nur mehr drei vereinzelte Kolonien von Staphylokokken isolirt im Strich angegangen und ausserdem keine Keime. Die nächstfolgenden acht Tage wurden weiterhin alle 24 Stunden Proben des Sekretes von verschiedenen Stellen der Schleimhaut ab auf Gelatine übertragen, bis zum vierten Tage wuchsen je zwei bis drei Kolonien, von da ab war das Impfergebnis stets negativ.

Die reichlich in die Scheide eingebrachten Staphylokokken waren also nach vier Tagen in dem sauren Sekret derselben zu Grunde gegangen.

Auch Bumm giebt eine kurze Mitteilung*) über zwei Versuche, nach welchen es ihm nicht gelungen war, bei Übertragung von Staphylococcus aureus in normale Genitalien eine Entwickelung im Sekret derselben zu ermöglichen.

Den im Reagensglas und auf Platten vorgenommenen Impfversuchen ist nun stets der Einwand zu machen, dass vereinzelte Keime wohl in der Scheide vorhanden sein können, aber aus Zufall nicht auf die Nährböden gelangen, respektive daselbst nicht zur Entwickelung kommen.

*) l. c. p. 354.

Dieser an sich berechtigte Einwand gilt namentlich in den Untersuchungen, wo es sich um den Nachweis pathogener Keime bei gleichzeitiger Anwesenheit nicht pathogener handelt. Ausschlaggebend ist dann bis zu einem gewissen Grade die Übertragung des Impfmaterials auf das Tier, sofern reichliche Mengen des Impfstoffes zur Verwendung kommen.

Den Beweis zu erbringen, dass das normale Scheidensekret Schwangerer keine pathogenen Keime enthält, diente eine Reihe von Tierversuchen.

Hiezu wurden drei bis vier Platinschaufeln voll Sekret aus der Scheide in 0,6% sterilisirter Kochsalzlösung verteilt und mittelst sterilisirter Spritze unter die Rückenhaut des Kaninchens injizirt. Damit auch nicht die geringste Lokalerscheinung an der Injektionsstelle übersehen wurde, tötete ich in jedem einzelnen Falle das Tier nach 6—10—14 Tagen, um die vorher kenntlich gemachte Injektionsstelle der genauesten Untersuchung unterziehen zu können.

So wurde das Sekret von acht Schwangeren mit gesunder Scheide 18 Kaninchen subkutan einverleibt.

In acht Fällen trat auch nicht die geringste Veränderung ein. Die Injektionsstelle war nicht gerötet, die injizirte Flüssigkeit reaktionslos aufgesogen.

In zehn Fällen hingegen liess sich bei der Sektion eine lokale Veränderung nachweisen, und zwar fand ich in vier Fällen bei den betr. Kaninchen an der Impfstelle einen kleinen Knoten, in welchem sich ein zäher, dicker Eiter angesammelt hatte. Bei der mikroskopischen Untersuchung des Eiters zeigten sich in demselben keine Eiterkokken, sondern lange Mycelfäden, wie ich sie auch bei Überimpfung von Soor in die vordere Augenkammer der Kaninchen beobachten konnte.

Die Übertragung des Eiters auf Agar und in Gelatineplatten hatte in diesen vier Fällen eine Reinkultur des Soor geliefert, welcher sich im Kulturglase in der charakteristischen Form der Gonidien entwickelte.

Andere Keime, namentlich Eiterkokken, waren in dem Eiter weder durch Züchtung noch durch mikroskopische Trockenpräparate nachzuweisen.

In der Litteratur finden sich über das Verhalten des Soorpilzes bei subkutaner Injektion nur kurze Mitteilungen aus früherer Zeit.

Um die Wirkung direkt beobachten zu können, wiederholte ich die Versuche mit Reinkultur von Soor in der Art, dass ich eine Aufschwemmung von Soor, welche aus der Scheide reingezüchtet worden war, zwei Kaninchen subkutan injizirte. In beiden Fällen war das Resultat eine lokale Eiteransammlung, in welcher reichlich Mycelfäden vorhanden waren; die mit diesem Eiter angestellten Kulturversuche ergaben im Reagensglase wiederum die Umwandlung der Mycelfäden in Gonidien.

Die Reaktion, welche der Soorpilz bei subkutanen Injektionen hervorruft, ist, wie ich hervorheben möchte, eine so geringe, dass die Schwellung leicht übersehen und nur bei direktem Aufschneiden der Injektionsstelle entdeckt wird.

Plaut hat gelegentlich seiner Untersuchungen über den Soorpilz denselben Kaninchen gleichfalls subkutan injizirt, und giebt an,*) dass seine Injektionen meist reaktionslos verlaufen waren. Es ist möglich, dass sich der aus der Scheide gezüchtete Soorpilz bei der subkutanen Einverleibung darum wirksamer resp. pathogener verhält, weil er sich durch mehrfache Generationen

*) l. c. p. 26.

innerhalb der sauer reagirenden Scheide dem Wachstum im Körper besser aptirt hat.

Das normale Scheidensekret erwies sich somit in einzelnen Fällen als pathogen. Wie die Versuche zeigen, aber nicht, weil dasselbe pathogene Keime, die beim Puerperalfieber in Frage kommen, beherbergte, sondern wegen der Anwesenheit des Soorpilzes, der zu den normalen Keimen des gesunden Scheidensekrets zu rechnen ist.

In den übrigen sechs Fällen, bei welchen das normale Scheidensekret Schwangerer in der beschriebenen Weise unter die Rückenhaut des Kaninchens verbracht worden war, fand sich beim Öffnen der Injektionsstelle gleichfalls ein ganz flacher, kleiner Eiterherd. Mikroskopisch liessen sich aber in dem Eiter weder Soorpilze noch andere Keime nachweisen und auch die mit diesem Eiter angestellten Impfversuche auf Strich und in Gussplatten blieben völlig steril. Die Ansammlung des kleinen Eiterherdes war somit nicht Folge des Soorpilzes bez. der Anwesenheit pathogener Keime.

Da ich in diesen sechs Fällen, in welchen geringe Eiteransammlung ohne Keime vorhanden war, sehr reichliche Infusionen mit dicklicher Aufschwemmung des Scheidensekretes vorgenommen hatte, glaube ich, dass die hervorgerufene Eiteransammlung ihren Grund in der eingeführten Infusionsmasse selbst hat, dadurch, dass die mit der injizirten Flüssigkeit subkutan einverleibten Scheidenbacillen nach ihrem Absterben zerfallen sind und eine chemotaktische Wirkung durch ihre frei gewordenen Proteïnstoffe äusserten, wie dies von Buchner[22]) für bacilläre Eiweissstoffe in so treffender Weise nachgewiesen wurde.

Den Scheidenbacillen selbst kommen auch in der grössten Menge infundirt pathogene Eigenschaften nicht zu.

Zum Beweise hiefür wurden je 5 ccm einer unverdünnten, kräftig entwickelten Bouillonreinkultur zwei Kaninchen in die Vena jugularis eingespritzt.

Bei diesen Tieren traten nicht die geringsten abnormen Erscheinungen auf; die Fresslust derselben wurde auch nicht vorübergehend gestört.

Resumirend möchte ich somit als normales Scheidensekret bei Schwangeren jenes bezeichnen, welches bei stark saurer Reaktion die oben beschriebenen Scheidenbacillen und in einzelnen Fällen den Soorpilz enthält, ausserdem aber keine oder nur vereinzelte saprophytische Keime, und insbesondere weder in Kultur noch bei subkutaner reichlicher Infusion pathogene Keime nachweisen lässt.

IV. Kapitel.

Pathologisches Sekret.

Die zweite Sekretart wurde im Gegensatz zu dem erstbeschriebenen, normalen Sekret das pathologische Sekret genannt.

Den Ausgangspunkt für die Auffindung der Charakteristica für das normale Sekret gab das Sekret der unberührten, jungfräulichen Scheide. Das Wesen des krankhaften Sekrets der Genitalien erkennt man typisch bei Individuen, deren Genitalien bereits klinisch sichtbare Zeichen von pathologischen Vorgängen darbieten, die uns das Abnorme des Zustandes anzeigen. Als ausgesprochene Krankheitssymptome solcher Art sind bei Schwangeren bekannt Erosionen der Portio vaginalis, eitriger Cervikalkatarrh, Condylomata accuminata, Vaginitis granulosa u. a.

In der Scheide Schwangerer fand ich, wie oben erwähnt wurde, in 44,6% der Fälle ein Sekret, welches in seinen äusseren Merkmalen und in seinem biologischen Verhalten durchaus von dem normalen Sekret abweicht.

Es ist keineswegs Schematismus, wenn ich diese Sekretart als nicht normal, sondern pathologisch bezeichne.

Dasselbe Sekret kommt wohl auch in Genitalien vor, welche keine pathologisch-anatomischen Veränderungen erkennen lassen. Es muss aber auch in diesen Fällen als abnorm bezeichnet werden, da sich die Beschaffenheit und das Wesen des Sekretes in nichts unterscheidet von dem bei ausgezeichneten Krankheitssymptomen vorkommenden.

Das anormale, pathologische Sekret bietet in seinem äusseren Verhalten und mikroskopischen Ansehen folgende Kennzeichen.

Im Gegensatz zum normalen Sekret ist das pathologische dünnflüssiger, weisslichgelb und wird in einzelnen Fällen so reichlich gebildet, dass es aus der geschlossenen Scheide aussickert mit all den Folgeerscheinungen des Fluor albus. In anderen Fällen ist die im Spekulum eingestellte Schleimhaut mit einem schmierigen, dicken, gelben Belage überzogen; in anderen wiederum findet offenbar eine lebhafte Gasbildung statt, indem das dünnflüssige Sekret schaumig wird, reichlich mit Gasblasen durchsetzt ist und missfarben erscheint.

Auch bez. der Geruchswahrnehmung treten bei Schwangeren mit pathologischem Sekret Unterschiede gegenüber den Genitalien Gesunder auf. Der spezifische Geruch der Vulva, der von Zweifel als von Trimethylamin herrührend gefunden wurde, und der bei jeder gesunden Schwangeren charakteristisch wahrzunehmen ist, tritt bei den Genitalien mit pathologischer Sekretion zurück und schwindet bisweilen vollständig.

Fertigt man von dem pathologischen Sekret ein Deckglastrockenpräparat an, so zeigt sich zunächst als auffallendster Unterschied gegenüber dem normalen Sekret, dass ausser den abgestossenen Plattenepithelien reichlich Eiterkörperchen vorhanden sind.

Während man im Deckglaspräparat des normalen Sekrets weiterhin in vielen Fällen eine Reinkultur oder wenigstens ein ungemeines Vorherrschen der Bacillen findet, fällt im pathologischen Sekret ein Reichtum von eigentlichen Bakterien und

Kokken auf, die, wie in Abbildung 4 Taf. II ersichtlich, oft in dichten, unentwirrbaren Haufen bei einander liegen. In dieser grossen Menge von verschiedenartigen Mikroorganismen bilden zuweilen einzeln auftretende dicke, lange Bacillen einen auffallenden Kontrast.

Das mikroskopische Bild lässt also im pathologischen Sekret eine ungleich grössere Mannigfaltigkeit von Spaltpilzen erkennen als beim normalen Sekret.

Wird vom pathologischen Sekret eine kleine Menge auf Nährböden gebracht, so kommt sowohl auf Gelatine wie auf Agar, bei Zimmertemperatur und im Brütofen bei 37° C., im Strich und Stich jedesmal eine grössere Anzahl verschiedenartiger Mikroorganismen zur Entwickelung. Einzelne Arten kehren mit besonderer Häufigkeit wieder. Darunter sind in erster Linie kleine Kurzstäbchen zu nennen, die in dicken, weisslichgrauen Rasen üppig wachsen, so dass zartere Kolonien anderer Keime alsbald von ihnen überwuchert werden. Diese Kurzstäbchen, unterscheiden sich aber durch Form wie auch durch ihr Wachstum auf Gelatine bei Zimmertemperatur leicht von den im normalen Sekret der Scheide vorkommenden typischen Scheidenbacillen.

Nächsthäufig fand sich in meinen Fällen ein ebenfalls in dicken, weissen Kolonien rasch wachsender Coccus vor, der die Gelatine nicht verflüssigt, und sowohl im mikroskopischen Präparat wie in der Plattenkultur auffallende Unterschiede von Staphylococcus pyogenes albus zeigt.

Ausser diesen beiden Arten waren noch verschiedene andere, saprophytische und pathogene Mikroorganismen auf den Nährböden zur Entwickelung gekommen.

Es lag nicht im Plane der vorliegenden Untersuchung, die in solchem Scheidensekret überhaupt auftretenden Saprophyten zu bestimmen, denn es hängt wohl rein von äusseren Zufälligkeiten ab, welche Arten von Saprophyten und in welcher Menge dieselben zur Einnistung unter den für sie günstigen Nährbedingungen in das pathologische Sekret gelangt waren.

Erwägt man, dass die Möglichkeit der Einführung von Mischkulturen in das normale Sekret gewiss ebenso häufig ist, wie die Einführung dieser Keime in das pathologische Sekret, im ersteren aber die eingeführten Saprophyten verschwinden bez. zurücktreten, während dieselben im pathologischen Sekret ausserordentlich mannigfaltig und zahlreich vorhanden sind, so tritt der Unterschied zwischen dem normalen und pathologischen Sekret deutlich zu Tage.

Einen weiteren Beleg dafür, wie different beide Sekretarten sich verhalten, geben zutreffend die mit pathologischem Sekret ausgeführten Tierversuche.

18 Kaninchen wurde in gleicher Weise, wie dies früher von normalem Sekret beschrieben wurde, pathologisches Sekret einverleibt. Alle Tiere wurden schwer krank und bekamen ausnahmslos Eiterung, die sich bei einer Anzahl derselben weit im subkutanen Zellgewebe verbreitet hatte. Die Tiere, welche nicht an der Infektion zu Grunde gegangen waren, wurden von mir zum Zwecke einer genauen Untersuchung getötet.

Beim Aufschneiden der Abscesse entleerte sich eine jauchige Masse, die häufig penetranten Fäulnisgeruch verbreitete. Im Eiter waren stets Mischkulturen von Mikroorganismen vorhanden, deren Reinzüchtung nicht im Interesse des Versuches lag.

Ganz ähnliche Resultate erhielt Kehrer[6]) bei seinen mit Scheidensekret Schwangerer angestellten Tierversuchen. Das Einbringen kleiner Mengen Scheidensekret unter die Rückenhaut der Kaninchen erzeugte nach ihm „in den meisten Fällen nur kleine, bald verschwindende Knoten; in jedem fünften Falle aber grosse, zuletzt mit übelriechendem, gashaltigen Eiter gefüllte und zum Teil sich weit ausbreitende Abscesse."

Die Analogie mit meinen Tierexperimenten erlaubt wohl den Schluss, dass Kehrer in den letzteren Fällen pathologisches, in den ersteren normales Scheidensekret verwendet hatte.

Es wird durch diese Tierversuche experimentell bestätigt, was die mikroskopische und kulturelle Untersuchung des pathologischen Sekretes ergab, dass in diesem Mikroorganismen gedeihen, die durch ihre Thätigkeit, durch ihre Stoffwechselprodukte ganz andere Erscheinungen hervorrufen als die im normalen Sekret vorkommenden Spaltpilze.

Der Ursprung des pathologischen Sekretes kann selbstverständlich nicht primär in der Scheide und in dem von ihr abgesonderten Sekrete zu suchen sein. Er kann vielmehr nur darin bestehen, dass von aussen her Einflüsse dauernd zur Geltung kommen, welche das normale Sekret qualitativ und quantitativ ändern.

Die Voraussetzung für eine solch tiefgreifende Umwandlung des normalen Sekretes ist jedoch, dass das normale saure Sekret vorher verändert wird und hiedurch nunmehr Kulturbedingungen für Organismen geschaffen werden, die im normalen Sekret nicht oder nur schwer und vorübergehend bestehen können.

Ich glaube, dass die Deutung des pathologischen Sekrets erst dann fruchtbar wird, wenn man, wie die nachfolgenden Darlegungen beweisen sollen, festhält, dass das pathologische Sekret im Gegensatz zum normalen als ein günstiger und unter Umständen sogar reicher Nährboden für pathogene Keime sowohl, wie für Saprophyten ist.

Darüber, dass das normale Sekret kein oder nur ein sehr ungünstiger Nährboden für die meisten Spaltpilze ist, besteht nach den Ausführungen im ersten Teil wohl kein Zweifel. Tritt der Fall ein, dass zu dem ungünstigen und dürftigen Nährboden des normalen Scheidensekretes infolge äusserer oder innerer Umstände ein reichlicheres Nährmaterial zugeführt wird, so wird von diesem Zeitpunkte an, da das Eindringen fremder Keime in die Scheide niemals völlig auszuschliessen ist, das normale Sekret verschwinden und ein Kulturwechsel in der Scheide eintreten können.

Ein solcher Vorgang findet in physiologischer Weise bei jeder gesunden Frau statt zur Zeit der Menstruation und des Wochenbetts.

Gerade das Wochenbett bietet höchst charakteristische Aufschlüsse über den Kulturwechsel in der Scheide, und ich unterliess nicht, eine Reihe von Frauen vor und nach der Geburt einer speziellen Untersuchung daraufhin zu unterziehen.

Bei Schwangeren mit normalem Sekret, welches nur Bacillen, eventuell auch Soorhefe enthält, beobachtet man in den Scheidenlochien schon am dritten bis vierten Tage post partum ein Zugrundegehen der bisher vorhandenen Scheidenbacillen, während an ihrer Stelle reiche Kulturen von Saprophyten erscheinen.

Ich darf hiezu bemerken, dass ich zur Feststellung dieser Thatsache nur solche Wöchnerinnen verwendete, welche während der Schwangerschaft, Geburt und Wochenbett unter strengster Kontrolle standen. Dieselben wurden weder von Studierenden noch von Hebammen oder Assistenten innerlich berührt und die Probeentnahme von mir nur mittelst sterilisirter Specula und unter aseptischen Vorschriftsmassregeln vorgenommen.

Es ist klar, dass mit dem Moment, in welchem vom Uterus

her der Blutaustritt in die Scheide stattfindet, die Nährbedingungen für die in der Scheide normal vorhandenen Bacillen gründlich geändert werden müssen. Nicht nur der Umstand, dass die im normalen Scheidensekret vorhandene, saure Reaktion durch Zutritt des alkalischen Blutserums neutralisirt wird, sondern auch die reichen Nährsubstanzen, welche mit dem Eiweiss, den Salzen des Serum und mit den Blutkörperchen in gleichmässigem Strome der Scheide zugeführt werden, müssen das Aufkeimen der verschiedensten, ubiquistischen Keime mächtig fördern und unterhalten. Von dem Moment, in welchem die Säurebacillen ihres wesentlichen Kampfmittels gegen viele andere Keimarten, nämlich der organischen Säure, verlustig gehen, müssen sie selbst zurücktreten, indem sie von den in alkalischer Flüssigkeit rascher wuchernden Organismen verdrängt, und von deren Spaltungsprodukten unterdrückt werden.

Das gleiche Schicksal trifft auch die Soorpilze, die, wie früher nachgewiesen wurde, analoge Existenzbedingungen wie die im sauern Scheidensekret vegetirenden Scheidenbacillen aufweisen.

Hiemit steht voll im Einklang der oben erwähnte Befund von Haussmann und Winckel, nach welchem die Soormykose der Scheide Schwangerer mit Auftritt des Lochiensekretes verschwindet.

Die gründliche Veränderung des Nährbodens in der Scheide, wie sie durch das Umschlagen der Reaktion und die Zufuhr von leicht zersetzlichen Eiweisssubstanzen in den Lochien erfolgt, erklärt den Kulturwechsel in der Scheide nach Ablauf der Geburt ebenso, wie ein solcher in Nährflüssigkeiten stattfindet, deren chemische Zusammensetzung sich ändert.

Dass die Beschaffenheit des in der Scheide befindlichen Sekretes in erster Linie die Arten der zeitweise hier vegetirenden Spaltpilze bestimmt, erkennt man weiterhin daraus, dass von dem Zeitpunkte ab, in welchem die Wundsekretion der eiweisshaltigen Flüssigkeit aus dem Uterus aufhört, nunmehr wiederum die Flora des Scheidensekretes wechselt.

In einer Gebäranstalt ist es gewöhnlich nicht möglich, die gesunden Wöchnerinnen so lange Zeit zu halten, bis das Aufhören der puerperalen Wundsekretion und der Kulturwechsel in der Scheide sich vollzogen hat.

In einem Falle, in welchem ich in der Anstalt die mikroskopische und kulturelle Untersuchung bis zur sechsten Woche post partum wiederholt ausführen konnte, ergab die bakteriologische Prüfung, dass mit dem Aufhören der Lochiensekretion die Saprophyten aus der Scheide wieder verschwunden waren, und sich sechs Wochen nach der Geburt wiederum in dem normalen, trockenen und stark sauren Sekret der Scheide die Reinkultur der Bacillen vorfand. Es hatte sich somit ganz von selbst ein vollständiger Wechsel der Kulturformen mit der Änderung der Nährbedingungen in der Scheide vollzogen.

Derselbe Vorgang, wie ich ihn an einer Wöchnerin direkt in seinen einzelnen Stadien verfolgen konnte, bekundet sich auch bei allen mehrgebärenden Schwangeren mit gesundem Scheidensekret. Denn die Thatsache, dass man auch bei Mehrgebärenden in dem stark sauren Sekret der Scheide, ebenso wie bei Erstgeschwängerten oder Virgines, die Scheidenbacillen ausschliesslich antrifft, zeigt, dass mit dem Sistiren der Lochiensekretion jedesmal ein Zugrundegehen der in den Lochien vorhandenen Mischkulturen eintritt, wenn nicht das Scheidensekret selbst eine Beschaffenheit hat, dass in demselben fortlaufend dieselben Nährbedingungen gegeben sind wie in dem Material der Wundsekretion.

Überträgt man nun die im Wochenbett zu beobachtenden Veränderungen auf die Entstehung des pathologischen Sekretes, so wird in erster Linie ein Abstumpfen der Säure des normalen Sekretes und damit ein Zugrundegehen der Scheidenbacillen zu erwarten sein in den Fällen, in welchen auch andere, der Säure gegenüber mehr empfindliche Mikroorganismen in der Scheide angetroffen werden.

Eine solche Abschwächung der Säure findet nun beim pathologischen Sekret thatsächlich statt.

Das pathologische Sekret reagirt nämlich in keinem Fall so stark sauer wie das normale Sekret. Bei nur geringer Erfahrung lässt sich der Unterschied in der Reaktionsstärke zwischen den beiden Sekretarten auf blauem Lakmuspapier sofort erkennen.

Unter 87 Fällen fand ich das pathologische Sekret 51 mal von schwach saurer Reaktion, 20 mal war die Reaktion völlig neutral, und in sechs Fällen entstand auf rotem Lakmuspapier ausgesprochene alkalische Reaktion.

Wieweit die saure Reaktion nur abgeschwächt wird oder sogar in die alkalische Reaktion sich verwandelt, hängt offenbar von dem Grade der Absonderung und von der Zahl und der Art der zufällig in der Scheide angesiedelten Organismen ab.

Frägt man nun, welche Ursachen in der Scheide der gesunden Frau solche Veränderungen des normalen Sekretes bewirken, und somit die Erscheinungen und das Bild eines Scheidenkatarrhs erzeugen können, so sind zwei Gruppen von Einflüssen auseinander zuhalten: einmal solche, die nur eine funktionelle Störung ohne anatomische Veränderung in den Genitalien erzeugen, und dann solche, die tiefer greifende anatomische Läsionen der Genitalien bedingen.

Die erste Gruppe fasst alle die Momente in sich, die durch traumatischen oder chemischen Reiz eine excessive Transsudation innerhalb der Scheide bedingen und dann die normalen

Nährzustände in der Scheide beeinträchtigen. Hiezu gehören zunächst Excesse in Venere.

Bei 30 von mir untersuchten Puellis fand ich niemals normales Scheidensekret. Auch dann, wenn keine specifische Infektion stattgefunden hat, erzeugt der häufige, in kurzen Intervallen wiederholte Coitus einen chronischen Reizzustand der Scheide, der die normalen Sekretionsverhältnisse ändert.

Zweitens sind bei dieser Gruppe die durch Fremdkörper in der Vagina erzeugten, abnormen Sekretionen zu nennen, mögen dieselben gelegentlich von Masturbationen oder zu Heilzwecken eingeführt worden sein.

Unter letzteren sind besonders zu erwähnen die weichen Gummiringe, z. B. Mayerschen Pessare gegen Prolaps. Liegen dieselben nur wenige Wochen in der Scheide, so erfolgt stets eine eitrige Absonderung, die bei längerem Belassen des Ringes sogar in stinkende Zersetzung übergeht. Ähnlich wirken Schwämme, Wattetampons etc, wenn dieselben mehrere Tage in der Scheide liegen, ohne mit Antisepticis imprägnirt zu sein.

In diesen Fällen giebt wohl die mechanische Reizung, durch welche ein hyperämischer Zustand an den Berührungsstellen und eine teilweise Abstossung von Epithelien verursacht wird, den Anlass zu einer stärkeren Transsudation einer serösen Flüssigkeit. Bleibt der Ring über Gebühr lange liegen, oder ist derselbe so gross. dass er stärkeren Druck ausübt, so tritt im weiteren Verlaufe Geschwürsbildung in der Scheide mit reichlicher, eitriger Sekretion ein.

Angesichts der Thatsache, dass jede Unterdrückung der sauren Reaktion im Scheidensekret eine Vernichtung der den normalen Zustand unterhaltenden Scheidenbacillen zur Folge hat, werden endlich auch häufige Ausspülungen mit unzweckmässigen Lösungen oder intravaginale Manipulationen mit alkalischen Substanzen, wie z. B. Seifenpräparate u. a. vorübergehend das normale Scheidensekret ändern und die vorhandenen Scheidenbacillen in ihrer Entwickelung beeinträchtigen.

Die Bedeutung dieser ätiologischen Momente zum Scheidenkatarrh liegt somit darin, dass sie durch die Änderung der Beschaffenheit des normalen Sekretes den ubiquistischen und eventuell auch pathogenen Keimen Gelegenheit zur Entwickelung in der Scheide geben, welche in der normalen Scheide nicht vorhanden sind. Es entsteht sodann ein Sekret, das nicht mehr als eine stark saure, bacillenhaltige, trockene Auflagerung erscheint, sondern dünnflüssiger, kulturreicher wird und verschiedenartige Spaltungsprodukte enthält.

Bei nichtschwangeren, gesunden Frauen wird im allgemeinen nur wenig und auffallend trockenes Scheidensekret gefunden, in welchem die Scheidenbacillen nur ein kümmerliches Fortkommen finden.

Relativ unerhebliche Einwirkungen von aussen sind dann im stande, die geringen Säuremengen und die mangelhaft das Leben fristenden Scheidenbacillen zu vernichten.

In der Scheide der Schwangeren hingegen, welche wegen ihrer stärkeren Hyperämie und Sukkulenz eine reichlichere Abscheidung von Sekret zulässt, ist die Keimkraft der Scheidenbacillen wesentlich gefördert, so dass bei normalen Schwangeren eine reichlichere Menge von Scheidensekret mit verhältnismässig stark saurer Reaktion und lebenskräftigen Scheidenbacillen gefunden werden.

Die physiologisch gesteigerte Sekretion in der Scheide Schwangerer ist es, welche den Scheidenbacillen ohne direkte Eiweisszufuhr ein reiches Gedeihen erlaubt.

Man wird nicht fehlgehen, wenn man annimmt, dass aus diesem Grunde das Scheidensekret der Schwangeren ein stärkeres Schutzmittel gegen das Aufkeimen saprophytischer und pathogener Keime in der Scheide selbst darstellt, als dies bei Nichtschwangeren der Fall ist. Hiedurch wird auch bedingt, dass bei Schwangeren mit normalem Scheidensekret vorwiegend nur die Reinkultur der Scheidenbacillen eventuell in Symbiose mit der gleichfalls im sauren Nährboden gut gedeihenden Soorhefe gefunden wird. Interessant und in voller Übereinstimmung mit dem ungleichartigen Verhalten des Sekrets in der Scheide normaler Frauen gegenüber dem Sekret bei normalen Schwangeren ist die oben erwähnte Beobachtung von Haussmann, dass Soor in der Scheide Nichtschwangerer viel seltener vorkommt, als in der Scheide Schwangerer mit ihrem stark sauren Sekret.

Sieht man einerseits, dass eine Umwandlung des normalen Sekretes in ein pathologisches durch äussere Einflüsse eintreten kann, ohne dass anderweitige Veränderungen in der Scheide vorhanden sind, als die Ansammlung eines dünnflüssigen, spaltpilzreichen Sekretes, so begegnet man andererseits Fällen, in welchen sich die Umwandlung des normalen Sekretes in ein abnormes mit pathologisch-anatomischen Veränderungen der Scheidenschleimhaut kombinirt.

Die Beobachtung, dass in solchen Fällen krankhafte Veränderungen im Schleimhautgewebe der Scheide bez. der Cervix vorkommen, weist darauf hin, dass nunmehr Spaltpilze in den Genitalien vorhanden sind, resp. früher vorhanden gewesen waren, welchen die specifische Eigenschaft zukommt, eine gesunde Schleimhaut krank zu machen, indem sie sich auf derselben vermehren und durch Eindringen in dieselbe eine Entzündung hervorrufen.

Den verschiedenen Saprophyten, welche nach dem Zugrundegehen der Scheidenbacillen im pathologischen Scheidensekret wuchern, kann diese Wirkung nicht zugesprochen werden. Saprophyten und Fäulniskeime sind dem Körper gegenüber so lange indifferent, als sich dieselben nicht in Körper- oder Wundhöhlen entwickeln, wo sie den Körper durch Ptomaïn-Resorption gefährden.

Eine andere Bedeutung für die Ätiologie des pathologischen Sekretes verdient dagegen die Anwesenheit von pathogenen Keimen, wie z. B. der Staphylokokken und Streptokokken.

Das Vorkommen von Eiterkokken, sowohl von Staphylococcus pyogenes aureus wie albus, ist in dem Scheidensekret mehrfach nachgewiesen. Auch in den von mir untersuchten Fällen konnten diese relativ leicht zu identifizirenden Keime in grösseren und kleineren Mengen unter Anwendung des Plattenverfahrens aus dem veränderten Scheidensekret gezüchtet werden.

Steffeck und Winter haben in 40,4%, bez. 50% ihrer Fälle Staphylokokken im Scheidensekret gefunden.

Dass diese Keime unter gewissen, für sie günstigen Bedingungen auf der Scheidenschleimhaut eine Erkrankung herbeiführen können, dürfte nach Analogie ihres Verhaltens auf anderen Schleimhäuten angenommen werden können. Bei dem gewöhnlichen Nasenrachenkatarrh und bei manchen Formen der Konjunctivitis wird bekanntlich der Staphylococcus pyogenes als Ursache der Erkrankung angesehen.

Abgesehen von diesen Eiterkokken, deren ätiologisches Verhalten zum Katarrh der Genitalien eine dankbare Aufgabe weiterer Forschung ist, kennt man nun einen spezifischen Keim, der im stande ist, die Epithelien einer gesunden Schleimhaut zu durchdringen und alle Folgezustände einer Schleimhautentzündung zu erzeugen, den Gonococcus Neisser.

Es hat Bumm aber gezeigt, dass der Sitz der gonorrhoischen Infektion bei der erwachsenen Frau in der Regel nicht die widerstandsfähige Scheide, sondern die Cervix und die Urethra ist. Er sieht als Schutzmittel gegen den primären Scheidentripper das derbe Plattenepithel an, welches die Gonokokken nicht zu durchbrechen vermögen, während ihnen die zarten Cylinder-Epithelien der Cervikalschleimhaut einen geeigneten Angriffspunkt bieten.

Die Wirkung der Gonokokken in der Cervix besteht zunächst darin, dass infolge der von ihnen hervorgerufenen Entzündung eine stärkere Sekretion von eitriger, alkalischer Flüssigkeit stattfindet.

Wie reichlich die Gonokokken die Sekretion der Schleimhaut anregen, zeigt die Sekretionsintensität bei Blenorrhoe des Auges, bei Urethritis gonorrhoica des Mannes, zeigen ferner die grossen Eiteransammlungen in der Tube bei gonorrhoischer Pyosalpinx.

Beachtet man also, dass bei Erwachsenen nicht die Scheide der Ausgangspunkt für die gonorrhoische Erkrankung der Genitalien ist, und dass vielmehr im unteren Teil der Cervix die ersten und nachhaltendsten Veränderungen bei gonorrhoischer Infektion eintreten, so ergiebt sich, dass die Scheide und deren Sekret wohl nicht primär durch die Gonorrhoe verändert wird, dass aber durch das fortwährende Abfliessen eines virulenten Materials aus der Cervix das normale Scheidensekret tiefgehende Veränderungen erleiden muss.

Es ist leicht verständlich, dass die von der Cervix der gonorrhoisch infizirten Frau ausgehende Sekretion die Nährbedingungen der in der normalen Scheide vegetirenden Pilze aufs empfindlichste stört. Das vorher saure Sekret wird durch das gonorrhoische alkalische Sekret neutralisirt oder alkalisch gemacht und von diesem Momente an werden, unterstützt durch die eiweisshaltigen Nährsubstanzen des gonorrhoischen Sekretes die verschiedenartigsten, in der normalen Scheide sonst nicht vorkommenden Keime sich hier ansiedeln können.

Hiemit ist nun auch die äusserlich sichtbare Beschaffenheit des normalen Sekretes verändert, wiederum das abnorme, pathologische Scheidensekret geschaffen.

In diesem ganz veränderten Scheidensekret finden nicht nur Saprophyten, sondern auch gelegentlich in die Scheide hereingebrachte pathogene Keime, wie Eiterkokken und Streptokokken, einen günstigen Nährboden.

Die Gonorrhoe mit der eitrigen Uterus-, resp. Cervixsekretion erzeugt für die Kulturbedingungen der in die Scheide gelangenden Keime ganz analoge Verhältnisse, wie sie das normale Wochenbett veranlasst, insofern, als bei letzterem durch die vom Uterus ausgehende Wundsekretion und die Ableitung eiweisshaltigen, alkalischen Sekretes gleichfalls das normale, saure Sekret der Schwangeren beseitigt, die vorhandene Kultur der Scheidenbacillen unterdrückt wird, und saprophytische wie pathogene Keime nunmehr eine günstige Ansiedlungsperiode vorfinden.

In der Veränderung des Scheidensekretes bei Gonorrhoe des Uterus resp. Cervix liegt eine gefährliche Komplikation, weil dadurch die Gefahren einer weiteren gelegentlichen Mischinfektion herbeigeführt werden. Es wird die weibliche Gonorrhoe um so verhängnisvoller, als die gonorrhoische Uteruserkrankung äusserst hartnäckig und langwierig ist und während der ganzen Dauer dieses Prozesses die Möglichkeit einer Wundinfektion von der Scheide aus gegeben ist.

Auf die komplizirende Gefahr der eitrigen Sekretion der Genitalien hat vom klinischen Standpunkte aus schon vor längerer Zeit und jüngst wiederum Hegar[23]) aufmerksam gemacht. Hegar nennt die im pathologischen Sekret vorhandenen, pathogenen

4*

Keime eine unschädliche Aufspeicherung pathogener Stoffe, unschädlich aber nur so lange, bis begünstigende Bedingungen diese Keime zur Entfaltung ihrer Schädlichkeit veranlassen. Solche Veranlassung geben nach ihm ausserhalb der Fortpflanzungszeit die Menstruation, der Beischlaf, gynäkologische Manipulationen, ausserdem die Geburt durch die Untersuchungen und operativen Eingriffe des Arztes und der Hebamme, sowie das natürliche Geburtstrauma und dessen Folgen.

Auch Kaltenbach[24]) hat die Erfahrung gemacht, dass gonorrhoische Mütter ungemein häufig an schweren Formen von Endometritis und Parametritis, ja auch Metrophlebitis erkranken. Er lässt offen, ob auch diese puerperalen Erkrankungen durch die Gonokokken vermöge diablastischer Eigenschaften derselben erzeugt werden oder ob durch die Gonorrhoe ein Ansiedlungs- und Entwicklungsgebiet für die Eitermikroorganismen geschaffen werde.

V. Kapitel.

Die Beziehungen des Scheidensekretes zum Puerperalfieber.

Die Stellung des Scheidensekretes zur Ätiologie des Puerperalfiebers ist damit gekennzeichnet, dass in dem veränderten Sekret, wie es als pathologisch bezeichnet wurde, alle Bedingungen erfüllt sind, die zum Gedeihen pathogener Keime erforderlich sind.

Dass das Scheidensekret eine der Infektionsquellen für das Puerperalfieber darstellt, dürfte aber erst dann vollgiltig anerkannt werden, wenn der thatsächliche Nachweis Puerperalfieber erzeugender Keime im Scheidensekret unwiderleglich erbracht ist.

Steffeck und Winter fanden bei ihren Untersuchungen in etwa der Hälfte aller von ihnen untersuchten Scheidensekrete, also sehr häufig, Staphylokokken, und dagegen nur zweimal, resp. einmal den Streptococcus.

Erwägt man nun, dass bei dem Prozesse des Puerperalfiebers die Staphylokokken eine verhältnismässig kleine und inkonstante Rolle spielen, indem bei Puerperalerkrankung in den Lochien des Uterus sowohl wie in anderen Organen nicht die Staphylokokken, sondern die Streptokokken mit ihrem charakteristischen Infektionsverlauf als Infektionserreger gefunden werden, so dürfte wohl mit Recht der Anwesenheit der Staphylokokken im Scheidensekret nur eine untergeordnete Bedeutung für die Ätiologie des Puerperalfiebers zukommen.

So lange nicht das spontane Vorkommen von Streptokokken im Scheidensekret in einer gewissen Zahl von Fällen unzweifelhaft nachgewiesen ist — und das trifft für die zwei Fälle Steffecks darum nicht zu, weil die betr. Schwangeren vorher innerlich untersucht worden waren — ist die Möglichkeit der Entstehung von Puerperalfieber durch Infektion mit dem Scheidensekret zu bestreiten.

Es liegen mehrere zuverlässige Untersuchungen vor, die über die Puerperalfieber erzeugenden Keime Aufschluss geben.

Schon Doléris[25]) und Lomer[26]) haben bei an Puerperalfieber verstorbenen Wöchnerinnen das Überwiegen des Streptococcus über die Staphylokokken bei Untersuchung des Blutes, des Sekretes und der Organe hervorgehoben.

In des Verfassers[27]) Arbeit über die Lochienuntersuchung gesunder und kranker Wöchnerinnen sind fünf Fälle mitgeteilt, wo bei schwerer Erkrankung im Wochenbett ausnahmslos nur der Streptococcus pyogenes in Reinkultur in den dem Corpus uteri entnommenen Lochien nachgewiesen werden konnte.

Czerniéwski[28]) fand bei seinen Untersuchungen der Uteruslochien und des Blutes kranker Wöchnerinnen in 35 Fällen Streptokokken gleichfalls ohne Beimengung anderer Organismen, achtmal in dem einen Kulturröhrchen nur Streptokokken, im anderen im Verein mit anderen Keimen, wie Sarcina, Bacterium termo, Bacillus subtilis, was wohl als Verunreinigung gedeutet werden darf, so dass bei Czerniéwski 43mal der Streptococcus als der die Krankheit erzeugende Keim angesehen werden muss. In sechs weiteren Fällen fand er Streptokokken mit anderen Keimen, darunter nur einmal mit Staphylococcus, und endlich erwähnt er noch vier Fälle, wo Bakterium termo zweimal allein, einmal mit Staphylococcus, einmal mit Sarcina zusammen nachgewiesen wurde.

Unter 53 Fällen von Puerperalfieber waren also bei 49 Streptokokken vorhanden.

Widal[29]) hat 16 Fälle von puerperaler Sepsis histologisch und bakteriologisch untersucht. Dabei war in 14 Fällen der Streptococcus nachzuweisen, zweimal Bacillen.

In jüngster Zeit hat Bumm[30]) darüber Untersuchungen angestellt, welcher ebenfalls fünfmal den Streptococcus in den Uteruslochien schwer kranker Wöchnerinnen, von denen drei einer Allgemeininfektion erlegen sind, in Reinkultur vorgefunden hat. 12mal gingen auf der Kulturplatte neben den Streptokokken auch spärliche Staphylokokken und andere Keime auf. In allen Fällen war auch von Bumm also der Streptococcus nachgewiesen worden. Dass er 12mal ausser den Streptokokken noch andere Keime fand, was der Untersuchung der früheren Autoren widerspricht, hält Bumm selbst möglicherweise für eine Verunreinigung, die in schwierigen Verhältnissen bei der Sekretentnahme in der Privatpraxis ihre Begründung habe.

Nach sämtlichen vorhandenen Untersuchungen dürfte somit dem Streptococcus pyogenes eine ungleich grössere Bedeutung für die Entstehung von Puerperalfieber beizulegen sein als den Staphylokokken.

Steffeck geht zu weit, wenn er den Staphylokokken bei der Entstehung der puerperalen Sepsis gleiche Bedeutung beimisst wie den Streptokokken, die, nach den bisherigen Erfahrungen zu schliessen, in den Genitalien der Puerpera eine günstigere Disposition zur Entwickelung und zum Eindringen in den Organismus finden als die Staphylokokken.

Steffeck und Winter beobachteten zusammen in dem

Scheidensekret nur dreimal bei den von ihnen untersuchten Frauen Streptokokken.

Die zwei Fälle Steffecks sind, wie schon erwähnt, darum nicht ganz einwurfsfrei, weil die betreffenden Schwangeren vorher innerlich untersucht worden waren.

Bumm und Gönner haben bei ihren Untersuchungen niemals Streptokokken im Scheidensekret gefunden.

Die Veröffentlichungen der letzteren sind nicht ausführlich genug mitgeteilt, so dass aus deren kurzen Mitteilungen ihr Material nach den vorliegenden Gesichtspunkten hin nicht gruppirt werden kann.

So kann es nicht auffallen, dass bisher das Vorkommen von Streptokokken im Scheidensekret nicht unbestritten war. Das Urteil wird sich anders gestalten, wenn die Anwesenheit von Streptokokken im pathologischen Scheidensekret einwurfsfrei konstatirt ist und die Beobachtung sich auf ein grösseres einheitliches Material zu stützen vermag.

Bei den 87 von mir untersuchten Schwangeren mit pathologischem Sekret konnte ich in acht Fällen neben anderen Keimen den Streptococcus pyogenes aufzüchten.

Die Untersuchung auf Streptokokken in dem Scheidensekret wurde mittelst des Plattenverfahrens und der Reinzüchtung der Streptokokken aus den Platten in Agar, Gelatine und Bouillon vorgenommen.

In jedem Falle wurde ausser der Plattenkultur ein sehr dünner Impfstrich auf schräg erstarrtem Agar mit dem direkt der Scheide entnommenen Sekret ausgeführt; die Gläser blieben bei 37° C. im Brütofen. Bei dieser Temperatur ist bekanntlich das Wachstum der Streptokokken ein sehr viel rascheres und in allen acht Fällen, in welchen ich Streptokokken aufzüchten konnte, war es auch möglich, das Wachstum derselben auf der

Strichkultur schon nach wenig Tagen deutlich zu erkennen. Indem die Striche auf Agar sehr fein ausgeführt und verteilt waren, konnte man die in Form feinster Pünktchen wachsenden Streptokokken-Kolonien mit freiem Auge schon gegenüber den anderen im Strich gewachsenen Keimen differenziren. Bei vorsichtiger Abnahme der Kultur mittelst der Platinnadel wurden die Streptokokken auf dem Deckglaspräparat nachgewiesen, sowie auch von solchen Stellen des Agarstriches mit Leichtigkeit durch Übertragung der Kulturen auf Glycerinleim und durch Plattengiessen die Streptokokken isolirt werden konnten

Auf Grund der vielfachen, einzelnen Beobachtungen möchte ich das Vorkommen der Streptokokken in dem pathologischen Sekrete der genannten acht Fälle als ein überwiegendes bezeichnen. So reichlich und massenhaft entwickelte sich dieser Keim auf dem Strich und in der Plattenkultur, dass man zu der Überzeugung gedrängt wird, die Streptokokken waren in diesen Fällen nicht etwa zufällig in die Scheide gelangte, versprengte Keime, sondern sie fanden reichen Entwickelungsboden und üppige Vermehrung in dem pathologischen Sekrete selbst.

Da die erwähnten acht Fälle ebensowenig wie die sämtlichen von mir zur Untersuchung des Scheidensekretes benutzten Schwangeren vorher in der Anstalt innerlich untersucht worden waren, so kann die Anwesenheit der Streptokokken sicher nicht auf eine in der Klinik selbst bewirkten Infizirung geschoben werden. Die Streptokokken müssen vielmehr schon vor Eintritt der Schwangeren in die Klinik im Scheidensekret vorhanden gewesen sein.

Meine Untersuchungen erstrecken sich im ganzen auf 195 Schwangere, bei welchen ich in 108 Fällen das normale saure Sekret und in 87 Fällen abnormes Sekret vorfand. Berechnet man die Häufigkeit des Vorkommens von Streptokokken auf die gesamte Zahl der untersuchten Schwangeren, so ergiebt sich ein Prozentverhältnis von 4,1 %.

Scheidet man aber die Personen mit normalem Sekret, in welchem das Vorkommen von Streptokokken an sich fehlt, von den untersuchten Schwangeren ab, so dass nur die mit pathologischem Sekret behafteten Individuen in Berechnung kommen, in deren Scheidensekret die saprophytischen und pathogenen Keime leicht angehen und sich reichlich vermehren, so zeigt sich, dass sich nunmehr ein Prozentverhältnis von 9,2 % Streptokokken im pathologischen Scheidensekret ergiebt.

Der Nachweis der Streptokokken im Scheidensekret mittelst des Kulturverfahrens allein genügt jedoch noch nicht, um den Schluss zu rechtfertigen, dass die betreffenden Individuen in höherem Masse gefährdet wären, im Puerperium zu erkranken. Denn es besagt dieser Befund noch nicht, dass die jeweilig gefundenen Streptokokken dem Körper gegenüber pathogen wirken können und bliebe der Einwand berechtigt, dass diese Streptokokken durch Abschwächung unter ungünstigen Entwickelungsbedingungen zu ungefährlichen Keimen degenerirt sind.

Im vorhinein ist anzunehmen, dass die pathogenen Keime, welche im Scheidensekret Schwangerer vorkommen, hier nicht in jedem Falle zu üppigem Wachstum gelangen können. Die Beobachtung Winters, dass die pathogenen Keime im Scheidensekret sich im Zustande abgeschwächter Virulenz befänden, entspricht den in der Scheide zeitweilig vorhandenen, ungünstigen Nährverhältnissen.

Um die Virulenz der aus der Scheide gezüchteten Streptokokken zu prüfen, stellte ich eine Reihe von Tierversuchen mit den Streptokokken-Reinkulturen an.

In sieben Fällen von den acht Schwangeren mit streptokokkenhaltigem Scheidensekret wurden die mittelst Plattenverfahrens reingezüchteten Streptokokken zu Infektionsversuchen verwendet.

Das Material der Reinkultur wurde zum Teil in 0,6% Kochsalzlösung, zum Teil in Nährbouillon aufgerührt und zu subkutanen Injektionen, zu Infektionen ins Peritoneum, sowie zu seichten Impfungen im Ohr benutzt. Als Versuchstiere dienten Kaninchen und weisse Mäuse.

Von den sieben Streptokokkenkulturen verschiedenen Ursprungs erwiesen sich fünf als pathogen. Es entstanden bei subkutaner Einverleibung Abscesse, in welchen wieder mittelst des Plattenverfahrens die Reinkultur der Streptokokken nachgewiesen werden konnte. Bei seichten Schnitten im Ohr gaben in den positiven Fällen diese Streptokokken gleichfalls lokale Reaktion insoferne, als zum Teil kleine Entzündungsherde mit geringer lokaler Eiteransammlung entstanden, zum Teil erysipelatöse Entzündung sich ausbreitete, die nach einiger Zeit verschwand.

Es besteht sonach kein Zweifel, dass die aus der Scheide gezüchteten Streptokokken virulente Eigenschaften besitzen können. Andererseits ergiebt sich, dass in zwei Fällen den Streptokokken kein virulenter Charakter zukam. Die Übertragung derselben subkutan und ins Ohr verlief ohne jeden Erfolg, ebenso wie sogar die direkte Einverleibung in die Peritonealhöhle mittelst Laparotomie keine Infektion zu erzeugen vermochte.

Ob in diesen Fällen eine Streptokokkenart vorhanden war, die nicht zu den pathogenen Keimen gehört, lässt sich nicht entscheiden, da zur Zeit Unterscheidungsmerkmale zwischen einzelnen Streptokokkenarten weder morphologisch noch kulturell bekannt sind. Es ist wohl möglich, dass es sich auch in den zwei Fällen um die pathogene Spezies handelte, die aber in ihrer Virulenz durch die ungünstigen Bedingungen in der Scheide beeinträchtigt war, wenn dies auch nicht direkt durch den Versuch bewiesen werden kann.

Es ist bekannt, dass auch höchst virulente Streptokokken, aus Organen des Menschen entnommen, sehr bald und nach wenigen Generationen in ihrer Virulenz abnehmen, wenn dieselben auf unseren üblichen, künstlichen Nährböden gezüchtet werden, und so wird man gewiss nicht fehlgehen, wenn man annimmt, dass ein gleiches Schicksal die virulenten Streptokokken trifft, wenn sie in ein ihrer Entwickelung weniger günstiges Scheidensekret gelangen.

Wird die Virulenz der Streptokokken in erster Linie durch die Beschaffenheit ihres Nährsubstrates bedingt, woran nach allen Beobachtungen über ihr biologisches Verhalten nicht zu zweifeln ist, so bleibt für die Bedeutung der Streptokokken als Infektionsträger bei Puerperalfieber der jeweilig vorausgegangene Zustand des Scheidensekretes massgebend.

Im normalen stark sauren Sekrete kommen, wie meine Untersuchungen ergeben haben, überhaupt keine Streptokokken vor; darnach ist es leicht verständlich, dass virulente Streptokokken bei der gelegentlichen Einführung in ein nicht mehr normales Sekret, welches jedoch schwach saure Reaktion besitzt, wie dies bei der Mehrzahl der von mir mit pathologischem Sekret befundenen Schwangeren noch der Fall war, gedeihen und sich vermehren, aber bezüglich ihrer Virulenz ebenso in verschiedene Grade abgeschwächt werden, wie auf ungeeigneten Kulturböden.

Selbstverständlich wird die Abschwächung dieser Keime bald grösser, bald geringer sein, je nach dem Grade der ungünstigen Verhältnisse, unter denen sie verweilen müssen, und der Zeit, während welcher sie daselbst verblieben.

In den Fällen, in welchen das Scheidensekret vermöge

seiner neutralen bis alkalischen Reaktion, die in 20, bez sechs Fällen unter den untersuchten 87 Schwangeren mit pathologischem Sekret zu konstatiren war, einen für die Streptokokken besonders günstigen Nährboden bildete, wie ihn die Voraussetzungen für die Erhaltung ihrer Virulenz verlangt, ist der Zustand geschaffen, in welchem der pathogene Keim im Scheidensekret zur vollen Entfaltung seiner gefahrdrohenden Eigenschaft kommt.

VI. Kapitel.

Schlussfolgerungen für die praktische Geburtshilfe.

In dem folgenden letzten Abschnitte möchte ich nunmehr zunächst in rein theoretischer Erörterung darstellen, welche Folgerungen sich aus den vorliegenden Untersuchungen über das Scheidensekret ergeben.

Mit dem Nachweis, dass es durch makroskopische und mikroskopische Prüfung möglich ist, ein normales Sekret und ein pathologisches Sekret, welches auch pathogen sein kann, zu unterscheiden, werden sich die uns in der Geburtshilfe zur Verhütung des Puerperalfiebers gestellten Aufgaben in einfachere und bestimmtere Gesichtspunkte scheiden.

Zunächst werden die Voraussetzungen zu erörtern sein, welche sich bei Befund des normalen Sekretes ergeben.

Da in diesen Fällen kein pathogener Keim in der Scheide wuchert, und sogar, wie die Untersuchung von Bumm und mir ergab, vereinzelt in dieselbe verbrachte pathogene Keime ein rasches Abschwächen und Zugrundegehen erfahren, so ist klar, dass bei Frauen mit normalem Sekret keinerlei Infektionsgefahr im Scheidensekret gelegen ist.

Die Aufgabe des Geburtshelfers, bezüglich der Verhütung einer Puerperalerkrankung, wird somit in diesen Fällen nur darin bestehen, mit allen Vorsichtsmassregeln die Übertragung pathogener Keime von aussen durch den touchirenden Finger, die operirende Hand, Instrumente u. dgl. zu verhüten. Wenn es gelungen ist, die Einführung von pathogenen Keimen vor und während der Geburt fernzuhalten, so ist eine Erkrankung im Wochenbett infolge einer Infektion bei der Geburt ausgeschlossen.

Bei dem mir verfügbaren Material der Anstalt fand sich bei 55,3% der Schwangeren normales Sekret. Für die Hälfte der untersuchten Personen war somit bei Ausschluss einer von aussen bewirkten Infektion ein normales Wochenbett gesichert, sofern nicht Spätinfektion im Wochenbett selbst erfolgte.

Ungleich vorteilhafter liegen, wie ich gefunden habe, die Verhältnisse für die Erstgebärenden. Bei diesen war in 63,7% der Fälle ein normales Sekret vorhanden, während bei den Mehrgebärenden dies nur in 38,6% der Fall ist.

Betrachtet man dagegen nun die Bedeutung des pathologischen Sekretes, so ist hiebei nach dessen funktionellem und biologischem Werte folgender Unterschied zu machen.

Meine Untersuchungen ergaben, dass das pathologische Sekret durchaus nicht immer in dem Zeitpunkt der Untersuchung pathogene Keime enthielt, welche schwere Erkrankung im Wochenbett herbeizuführen im stande gewesen wären. Ich sehe hiebei von der Anwesenheit von Staphylokokken, namentlich des relativ häufig vorkommenden Staphylococcus pyogenes albus ab, da dieser Keim nach allen unseren jetzigen Kenntnissen an dem Puerperalfieber keinen direkten und ursächlichen Anteil hat. Aber auch in den Fällen, in welchen im pathologischen Sekrete die Puerperalfieber bedingenden Streptokokken gefunden wurden, zeigte das Tierexperiment, dass gelegentlich eine Abschwächung der Virulenz durch die Entwickelung in dem ungünstigen Nährboden des Scheidensekretes die durch die Anwesenheit der Streptokokken bedingte Gefahr mindern kann.

Man hat somit rein theoretisch vom Standpunkte der bakteriologischen Forschungsergebnisse aus bezüglich der Rückwirkung des pathologischen Scheidensekretes auf Kreissende zu unterscheiden: ein pathologisches Sekret ohne virulente Streptokokken und ein pathologisches Sekret mit virulenten Streptokokken.

Es dürfte ohne weiteres zuzugeben sein, dass das pathologische Sekret ohne virulente Streptokokken für die Kreissende voraussichtlich keine Quelle für eine Infektionsgefahr bilden kann.

Die Chance für das Wochenbett wird somit auch hier, trotz Vorhandensein eines pathologischen Sekretes, günstig sein. soferne bei der Geburt jede weitere Infizirung durch Hände und Instrumente des Untersuchenden ausgeschlossen war.

In 35,5% aller von mir untersuchten Schwangeren wurde ein pathologisches Sekret ohne Anwesenheit von Streptokokken gefunden.

Bei ca. ein Drittel der Frauen würde demnach, trotz des pathologischen Sekretes, keine Puerperalerkrankung durch eine Infektion bei der Geburt zu erwarten sein, bei Ausschluss einer Infektion von aussen.

Ob und unter welchen Voraussetzungen die Scheide mit pathologischem Sekret auch dann, wenn keine virulenten Keime daselbst vorhanden sind, Desinfektionsbestrebungen anheimgegeben werden sollen, werde ich später noch erörtern. Jetzt möchte ich nur nach meinen Beobachtungen hervorheben, dass b e i 55,3% a l l e r S c h w a n g e r e n n o r m a l e s S e k r e t, b e i 35,5% p a t h o l o g i s c h e s S e k r e t o h n e v i r u l e n t e S t r e p t o k o k k e n g efunden war, in Summa also bei 90,8% sämtlicher Untersuchten sich ein Scheidensekret mit der Qualität vorfand, dass eine Infektionsgefahr in demselben nicht vorlag.

Das pathologische Sekret der Scheide Schwangerer kann aber auch der Träger virulenter, für das Puerperium voll gefährlicher Keime sein. In 9,2% der von mir untersuchten Schwangeren fand ich Streptokokken, die sich bei dem Tierversuche zum Teil auch als virulent erwiesen.

Es ist klar, dass die Bedeutung eines solchen pathogenen Sekretes für Kreissende durchaus nicht gleichwertig ist mit einem pathologischen Sekret, welches keine oder keine virulenten Streptokokken enthält.

Die wichtigste Frage wird nun sein, inwieweit die Schwangeren mit pathologischem Scheidensekret, welches virulente Streptokokken enthält, durch Selbstinfektion erkranken können, d. h. infolge einer Infektion bei der Geburt ohne jede Berührung der Kreissenden von aussen.

Wir haben in folgender Darlegung nur die durch Streptokokken bedingten, schweren, septischen Formen des Puerperalfiebers im Auge, für die sapraemischen Vorgänge liegen andere, nicht hier zu besprechende Verhältnisse vor.

Ein mehrfach, so namentlich von v. Ott,[31]) Chazan[32]) angeführter Gegengrund gegen die Wahrscheinlichkeit, dass im Scheidensekret vorhandene, pathogene Keime ohne jedes äussere Hinzuthun Selbstinfektion erzeugen können, ist, dass die in den Genitalien vorhandenen Sekrete durch den Abfluss des Fruchtwassers, durch den vordringenden Kindeskörper und endlich durch die Placenta mit dem nachfliessenden Blute herausbefördert werden. Dies ist unstreitig teilweise der Fall; sicher aber ist die dadurch bewirkte Reinigung der Scheide nicht so vollständig, dass nicht in den vielfachen Buchten und Falten der

Scheide Sekretreste zurückbleiben, in welchen eine solche Menge von Mikroorganismen sich verborgen halten kann, dass schon nach kurzer Zeit von diesen Mutterkolonien aus zahlreiche Nachkommen gebildet sind. Ihre Vermehrung wird um so günstiger und virulenter sich gestalten, als in dem ihnen nunmehr äusserst zusagenden Nährboden der Lochiensekretion ihrer Entwickelung Vorschub geleistet wird.

Da bei dem Geburtsakte vielfache Risse in der Scheide und der Cervix stattfinden, ist den im Sekret vorhandenen Streptokokken gewiss Gelegenheit zum Eindringen in die Gewebe gegeben. Es wird aber auch, wie dies schon Kaltenbach hervorgehoben hat, bei langdauernden Geburten entlang dem vorliegenden Kindesteile, oder nach der Geburt an herabhängenden Eihäuten möglich gemacht, dass Capillarstrassen nach dem Uterus zum spontanen Eindringen der Streptokokken entstehen, womit sie an den Ort gelangen, der ihnen die weitgehendsten Bedingungen zur raschen Entwickelung und Einwanderung in das Gewebe gewährt. Ausser solchen Gelegenheitsmomenten zum Verschleppen der Scheidenkeime in die Uterushöhle ist auch noch der schwankende Innendruck des Uterus post partum zu beachten.

Es ist hienach bei der Selbstinfektion eine genügende Variation, um die Art und Schwere der durch dieselbe erzeugten Erkrankungen zu erklären, und wird sich im voraus niemals bestimmen lassen, welche Menge von virulenten Keimen, und in welchem Zeitabschnitte, aus der Scheide in offene Wunden der Cervix oder in den Uterus gelangen.

Leichte Fieberbewegung oder schwerste septische Prozesse sind dann die Folge einer solchen wechselnden Zufuhr pathogener Keime nach dem Uterus. Nicht minder varîrend auch werden die Krankheitsformen bei Selbstinfektion sich gestalten, abhängig von der Virulenz der in der Scheide vor der Geburt anwesenden Streptokokken.

Ungemein erhöht wird aber die im pathologischen Scheidensekret vorhandene Gefahr, wenn durch Touchiren u. dgl. das Verschleppen der Streptokokken aus der Scheide reichlich und schon während der Geburt stattfindet.

Im strengsten Sinne des Wortes wird man Selbstinfektion nur jenen Vorgang bezeichnen, bei welchem eine mit virulenten Keimen in der Scheide behaftete Kreissende ohne jedes äussere Hinzuthun und völlig unberührt durch oben geschilderte Umstände infizirt wird.

Beachtet man, dass in der Scheide einer Schwangeren pathogene Keime und spezifisch virulente Streptokokken vorkommen können, so ist klar, dass in solchen Fällen durch die Untersuchung mit dem Finger, die Einführung von Instrumenten, auch wenn dieselben nach allen Regeln der Kunst strikte desinfizirt waren, ein Heraufdrängen der virulenten Keime gegen den Uterus stattfinden und dann während oder nach der Geburt eine Infektion der Frau durch ihre eigenen, vorher in der Scheide befindlichen pathogenen Keime bewerkstelligt wird.

Kaltenbach und Ahlfeld haben auch diesen Infektionsmodus als Selbstinfektion bezeichnet.

Die bisherigen theoretischen Erörterungen haben somit verschiedene Gesichtspunkte für die beiden Scheidensekretarten insoferne ergeben, als

a) das normale Sekret keinerlei Infektionsgefahr für das Puerperalfieber darstellt,

b) das pathologische Sekret hingegen in einem gewissen Prozentsatz bei der Anwesenheit von pathogenen Streptokokken eine Infektionsquelle für Puerperalfieber werden kann.

Man wird nun bei Übertragung dieser Beobachtungen in die praktische Geburtshilfe zunächst fragen müssen, inwieweit eine Trennung der zur Geburt kommenden Frauen in solche mit normalem und solche mit pathologischem Sekret durchführbar ist.

In der Geburtshilfe des Privathauses wird eine Berücksichtigung des Scheidensekretes zur Individualisirung des Handelns im allgemeinen nicht angängig sein.

In einzelnen Fällen, wenn die Frau aus irgend einem Anlass während der Schwangerschaft zur Untersuchung zum Arzt kommt, wird sich wohl auch Gelegenheit zur Untersuchung des Scheidensekretes bieten und sollte dann dieselbe nicht unterlassen werden.

In anderen Fällen werden, ohne dass eine direkte Sekretuntersuchung vorgenommen wird, sichtbare anatomische Veränderungen in der Scheide die pathologische Sekretion erkennen lassen.

Im allgemeinen ist aber im Privathause sowohl bei physiologischen wie bei pathologischen Geburten eine spezielle Berücksichtigung des Scheidensekretes zur Bestimmung der antiseptischen Vorsichtsmassregeln nicht ausführbar. Die Prophylaxe gegen das Puerperalfieber muss eine derartige sein, dass alle Infektionsfaktoren von ihr getroffen werden.

Es wird nun zu erörtern sein, ob die bei den vorliegenden bakteriologischen Untersuchungen gewonnenen Ergebnisse generelle Desinfektionsvorschriften der Scheide im Privathaus nötig erscheinen lassen oder nicht.

Bei der weitaus grössten Mehrzahl der Fälle, in unserem Material in 90% der Fälle, wurde das Scheidensekret frei von pathogenen Mikroorganismen befunden. Die Gefahr einer Infektion durch das Scheidensekret war somit in diesen Fällen ausgeschlossen.

Bei den übrigen 10% der Fälle, in welchen das Scheidensekret Streptokokken enthielt, besteht zwar die Gefahr einer Infektion durch das Scheidensekret, jedoch an sich weniger gross, wenn der Transport der Keime bei Ausschluss der inneren Untersuchung vermieden wird.

Bei physiologischer Geburt wird also die Gefahr einer Puerperalerkrankung wesentlich gemindert oder nahezu ganz auszuschliessen sein, wenn entweder gar nicht oder nur selten und rasch mit vollständig aseptischen Fingern touchirt wird.

Auf Grund meiner Untersuchungen dürften daher die neueren Bestrebungen, die Wochenbettserkrankungen durch Einschränkung der inneren Untersuchung zu bekämpfen, voll und ganz berechtigt erscheinen.

Die Beschränkung der inneren Untersuchung Kreissender wurde in den Anstalten zum Zwecke der Verhütung der Puerperalerkrankung zu Zeiten von Fieberepidemien schon seit langem mit Erfolg geübt.

Die erste Mitteilung über den günstigen Einfluss der Unterlassung der inneren Untersuchung Kreissender machte Jess[33]) aus der Kieler Klinik.

Daselbst ereigneten sich im Jahre 1865 zwei schwere Puerperalfieber-Epidemien, bei welchen im Juni von 16 Wöchnerinnen zehn erkrankten und drei starben, während im November von 12 Wöchnerinnen sechs erkrankten, drei mit tötlichem Ausgang.

Auch bis zum 11. Dezember waren von vier Wöchnerinnen drei erkrankt. Auf Antrag des ersten Assistenten Dr. Hasselmann wurde von nun an jede innere Untersuchung in der Anstalt unterlassen.

Von den hierauf entbundenen vier Wöchnerinnen, bei welchen die Placenta durch Druck von aussen entfernt worden war, erkrankte keine.

Credé[34]) berichtet, dass Litzmann in der Kieler Klinik auch späterhin, sobald ein Fall von Puerperalfieber sich zeigte, dieses Verfahren zur weiteren Verhütung des Puerperalfiebers stets mit demselben prompten Erfolg angewandt habe.

Im Jahre 1870 empfahl Halbertsma[35]) in gleicher Weise zu Zeiten der Epidemien jede innere Berührung der Gebärenden zu unterlassen.

Über gleich günstige Erfahrungen berichtet ferner Winckel[36]) im Jahre 1878, der zum Beweis der Unschädlichkeit der Luft bei dem Zustandekommen einer Infektion anführt, dass die sofortige Ausschliessung der bei den Untersuchungen Beteiligten jedesmal binnen weniger Tage die Epidemie zum Abschluss brachte, ohne dass sonst irgend etwas geändert worden wäre.

Eine weitergehende Übertragung dieser Erfahrung in die Praxis der Gebärhäuser empfahl Credé. Während man das Touchirverbot nur zu Zeiten von Epidemien als prophylaktische Massnahme gegen die Verschleppung von Keimen vorgeschlagen hatte, betonte Credé*) die prinzipielle Unterlassung der inneren Untersuchung, welche durch eine bessere Ausbildung und Erlernung der äusseren Untersuchung recht wohl zu ersetzen sei.

In neuester Zeit wurden diese Bestrebungen immer mehr für die geburtshilfliche Praxis verallgemeinert.

So sagt Hegar[37]) „mir scheint, als ob ein grosser Schritt weiter vorwärts gemacht werden könnte, wenn bei gewöhnlich verlaufenden Geburten das Touchiren unterbliebe oder wenigstens sehr beschränkt würde.“

---

*) l. c. p. 80.

Ebenso sind Leopold[38]) und J. Veit[39]) für eine weitgehende Einschränkung der inneren Untersuchung zu Gunsten der äusseren Untersuchung eingetreten.

Diese Maxime, Leitung einer physiologischen Geburt ohne innere Untersuchung, schliesst natürlich nicht nur den touchirenden Finger von der Berührung der Scheide aus, sondern betrifft jede vaginale Manipulation, wie sie z. B. auch durch Spülrohre zum Zwecke einer inneren Desinfektion vorgenommen wird.

Meine bakteriologischen Untersuchungen über das Scheidensekret dürften insofern eine Stütze für die oben erwähnten Bestrebungen geben, als sie zeigen, dass bei der weitaus grössten Mehrzahl von Frauen, wie die Arten und Eigenschaften der in den Genitalien normal vorhandenen Keime begründen, in der That die Ausführung einer inneren Desinfektion gegenstandslos ist, und dass in der überwiegenden Zahl der Fälle eine Infektion der Kreissenden verhütet wird, wenn nur der Untersuchende selbst nicht Infektionskeime überträgt.

Wird bei Schwangeren mit pathologischem Sekret die innere Untersuchung prinzipiell unterlassen, so ist wohl, wie oben ausgeführt wurde, die Gefahr einer infektiösen Erkrankung im Wochenbett allerdings nicht ganz ausgeschlossen. In Anbetracht dessen aber, dass nur ein geringer Prozentsatz von Kreissenden zur Zeit der Geburt pathogene Keime in sich trägt, ein Prozentsatz, der im Privathause unter den geordneten Verhältnissen ein noch geringerer sein dürfte als bei dem gewürfelten Material der Gebäranstalten grosser Städte, wird es nicht gerechtfertigt sein, bei physiologischen Geburten im Privathause das vereinzelte Vorkommen von pathogenen Keimen im pathologischen Scheidensekrete zum Ausgangspunkt allgemeiner Desinfektionsbestrebungen der Scheide zu machen.

Ich glaube also annehmen zu dürfen, dass für die physiologischen Geburten im Privathause das Scheidensekret als Infektionsquelle vernachlässigt werden kann, wenn die Vermittelung einer Infektion ausgeschlossen wird durch Unterlassen bez. Einschränkung der inneren Untersuchung. Selbstverständlich aber machen sich auch im Privathaus zielbewusste Vorsichtsmassregeln nötig, sobald zu diagnostischen oder therapeutischen Zwecken eine eingehendere Berührung der inneren Genitalien vorgenommen wird, wodurch die in einer bestimmten Anzahl von Fällen vorhandenen pathogenen Keime in den Uterus der Kreissenden verschleppt werden können.

In den Gebäranstalten gestalten sich die Verhältnisse anders.

Die innere Untersuchung in den Lehranstalten einzuschränken oder ganz zu unterlassen, ist mit den Aufgaben derselben unvereinbar, wie dies auf dem diesjährigen Gynäkologenkongress in Bonn besonders auch von Fehling und Frommel hervorgehoben wurde.

Seitens der Hebammen und der Studirenden können die für die Diagnostik und namentlich für die operative Geburtshilfe erforderlichen Kenntnisse und technischen Griffe durch die äussere Untersuchung allein nicht erworben werden. Es ist ihnen hiezu nur dann ausreichend Gelegenheit gegeben, wenn sie während ihrer Lernzeit die geburtshilfliche Technik, und zwar sowohl bei Schwangeren als auch bei Kreissenden, durch regelmässige und oftmalige Touchirübungen sich aneignen können.

Die vorliegenden Untersuchungen haben ergeben, dass die Gefahr der inneren Untersuchung sowohl bei Schwangeren wie bei Kreissenden eine ungleiche ist, sofern sich bei ihnen normales oder pathologisches Sekret vorfindet.

Bei Schwangeren mit normalem Sekret birgt die Untersuchung mit aseptischen Fingern keine Infektionsgefahr, gehen doch vereinzelt in die Scheide gelangte pathogene Keime in der Schwangerschaft sogar bald wieder zu Grunde.

Das pathologische Sekret, in welchem einerseits pathogene Keime bereits vorhanden sein können und andererseits auch die in der Schwangerschaft eingeführten pathogenen Keime günstige Entwickelungsbedingungen finden, wird für die Kreissende zur erheblichen Gefahr, wenn infolge häufiger innerer Untersuchung der Transport der Keime nach dem Uterus begünstigt wird.

Die in Lehranstalten erforderliche innere Untersuchung wird sicher auf einen erheblich geringeren Gefährlichkeitsgrad herabgedrückt, wenn der Unterschied zwischen normalem und pathologischem Sekret nicht bloss als ein für die Schwangere ätiologisch wichtiges Moment erachtet wird, sondern auch den Umfang und das Handeln bei der inneren Untersuchung leitet.

Die Auseinanderhaltung von Schwangeren mit normalem und pathologischem Sekret bietet innerhalb der Anstalt keine erheblichen Schwierigkeiten.

In der Leipziger Klinik wird diese Trennung auf Anordnung des Direktors, Herrn Professor Zweifel, bei der Aufnahme der Schwangeren seit einiger Zeit durchgeführt.

Es genügt hiezu die Einführung eines Röhrenspekulums, makroskopische Besichtigung des Sekretes und die Prüfung der Reaktion desselben auf blauem, empfindlichem Lakmuspapier. In zweifelhaften Fällen ist die mikroskopische Untersuchung eines gefärbten Deckglas-Trockenpräparates entscheidend.

Selbstverständlich gewährt die Beachtung des sonstigen Zustandes der Genitalien weitgehende Anhaltspunkte. Denn bei ausgesprochenen pathologischen Veränderungen der Genitalien, wie z. B. namentlich bei Vaginitis granulosa ist damit allein schon die Anwesenheit pathologischen Sekretes erwiesen.

In wenig Minuten ist die Untersuchung auf die Frage, ob die Schwangere normales oder pathologisches Sekret aufweist, ausgeführt.

Ist auf diese Weise festgestellt, dass bei der betreffenden Schwangeren das charakteristische normale Sekret vorhanden ist, eine Infektionsgefahr also von seiten des Scheidensekretes gemäss der Beschaffenheit desselben ausgeschlossen ist, so kann dieselbe ohne Gefahr für die Touchirübungen verwendet werden.

Schwangere mit pathologischem Sekret dagegen müssen entweder vor dem Touchiren bewahrt werden, oder es muss durch eine geeignete lokale Behandlung der Scheide die im pathologischen Sekret liegende Gefahr beseitigt werden.

Bei denjenigen Personen, die als Kreissende in die Anstalt eintreten, ist es nicht mehr möglich, den Zustand des Scheidensekretes festzustellen. Durch den bei der Geburt auftretenden Cervikalschleim sowie durch das abfliessende Fruchtwasser wird das Scheidensekret in seinem äusseren Ansehen und in seiner normalen sauren Reaktion verändert. Kreissende, bei welchen also vorher das Scheidensekret nicht untersucht werden konnte, sind deshalb in der Anstalt so wenig als möglich zu touchiren. Ist dies aus diagnostischen oder therapeutischen Gründen nötig, so erfordert die Möglichkeit, dass das Scheidensekret pathogene Keime enthalten kann, eine innere Desinfektion.

Zum Schluss möge noch erörtert werden, in welcher Weise das pathologische Sekret der Scheide selbst am wirksamsten behandelt werden kann, um die in demselben vorhandene Infektionsgefahr zu beseitigen.

Die Ausspülungen der Scheide mit irgendwelcher Desinfektionslösung, wie Karbol, Sublimat, Kreolin etc. sind, wie gleichzeitig durch Steffeck[40]) und den Verfasser[41]) nachgewiesen wurde, nicht im stande, einen aseptischen Zustand der Scheide hervorzurufen.

Die zahlreichen Buchten und Falten der Scheide werden nur überspült, zwischen denselben bleibt jedoch das Sekret mit zahlreichen Spaltpilzen unberührt.

Es wurde deshalb von Steffeck wie vom Verfasser ein gründliches Abreiben der Scheidenschleimhaut unter reichlicher Irrigation mit desinfizirenden Lösungen empfohlen, wodurch das in den Buchten befindliche Sekret weggespült wurde.

Die hiedurch erreichte Desinfektion der Scheide hat jedoch einen Nachteil für den Geburtsverlauf. Die gründliche Abreibung und Spülung der Scheidenschleimhaut raubt ihr den eigentümlichen hohen Grad von Schlüpfrigkeit, welcher das Vorrücken des Kopfes erheblich begünstigt. Die Desinfektion der Scheide mit Karbol- oder Sublimatlösungen bedingt, dass infolge der erhöhten Widerstände die Geburt langsamer verläuft und auch leichter Verletzungen und kleine Risse in der Scheide auftreten.

Ich hatte darum die Abreibung der Scheide unter Zuhilfenahme von Mollin bei gleichzeitiger Kreolinirrigation empfohlen, wobei die Schleimhaut durch das Desinfektionsmittel selbst ihre ursprüngliche Glätte und Schlüpfrigkeit behält.

Statt Kreolin empfiehlt sich das neuerdings an seine Stelle getretene Lyssol, welches nicht nur ein äusserst wirksames und sicheres Desinfektionsmittel ist, sondern auch in der Scheide die für die Fortbewegung des Kindes wünschenswerte Schlüpfrigkeit bewirkt.

Wohl lässt sich auf diese Weise eine gründliche Desinfektion der Scheide erreichen, aber es lässt sich nicht leugnen, dass die hiebei nötige intensive Berührung der inneren Genitalien eine weitere Gefahr in sich birgt.

Gerade die Schwierigkeit der Scheidendesinfektion bei Kreissenden muss es als wünschenswert erscheinen lassen, wenn möglich die im Scheidensekret vorhandene Gefahr zu einer Zeit zu bekämpfen, wo die Desinfektion ohne Gefährdung der Schwangeren durchführbar ist.

Insoferne nur bei pathologischem Sekret eine Infektionsgefahr im Scheidensekret liegt, dürfte es sich empfehlen, bei Schwangeren mit pathologischem Scheidensekret schon in der Schwangerschaft diese Gefahr zu bekämpfen.

Die Behandlung der Scheide ist in der Schwangerschaft in viel ausgedehnterem, ungefährlicherem und sichererem Masse möglich, als bei der Geburt selbst.

Durch die Anwendung von Desinfektionsmitteln bei gleichzeitiger mechanischer Reinigung der Scheidenschleimhaut lässt sich eine Vernichtung der Scheidenkeime erzielen. Die Scheidendesinfektion Schwangerer mit pathologischem Sekret ist aber erst dann vollständig erreicht, wenn das pathologische Sekret nicht nur vorübergehend beseitigt erscheint, sondern dauernd dem normalen Sekret Platz gemacht hat.

Der eigentümliche Umstand, dass im Innern der Scheide, in welche bei den verschiedensten, täglichen Vorkommnissen des Lebens zahlreiche, verschiedenartige Mikroorganismen hineingelangen, gleichwohl an diesem durch Wärme und Feuchtigkeit ausgezeichneten Platze normaler Weise nur eine ganz beschränkte Anzahl von Keimen vorkommen, musste den Gedanken anregen, ob nicht die Scheidenbacillen oder die von ihnen gebildete Säure einen therapeutisch verwertbaren Schutz in der Bekämpfung pathogener Keime gewähren kann. Eine weitere Stütze dafür geben die erwähnten Züchtungsversuche im Reagensglase.

Von dieser Erwägung aus lag es nahe, zu untersuchen, ob durch eine einfache Änderung der Nährzustände im pathologischen Sekret die hierselbst vorkommenden Keime unterdrückt und beseitigt werden können.

Da das normale Sekret jederzeit stark sauer reagirt, und bei dem pathologischen Sekret dagegen ebenso konstant die Reaktion in schwach saure, neutrale oder alkalische umgeschlagen ist, erschien es zweckmässig, zu prüfen, wie sich das pathologische Sekret gegenüber einer Säurezufuhr verhält.

Im Sinne einer derartigen Versuchsanordnung lag es nicht, Säure in den Mengen und der Qualität in die Scheide zu bringen, dass eine direkte Desinfektionswirkung durch die Säure eingeleitet wurde. Es schien vielmehr genügend, nur verdünnte und schwache Säure anzuwenden, welche den Säuregrad besitzt, wie er im normalen Sekret regelmässig gefunden wurde.

Hiedurch waren die physiologischen Verhältnisse der Scheide gewahrt und war sicher ausgeschlossen, dass durch die Säure pathologische Veränderungen in der Scheide hervorgerufen werden. Wohl aber war vorauszusetzen, dass alle im pathologischen Sekrete vorhandenen Keime zu Grunde gehen soweit sie einen den Scheidenbacillen entsprechenden Säuregrad nicht ertragen. Von den pathogenen Keimen und insbesondere von den Streptokokken ist es ja bekannt, dass sie äusserst empfindlich gegen Reaktionsänderung im Nährsubstrat sind. Bei den künstlichen Nährböden, wie Agar und Gelatine, genügt schon eine ganz schwach saure Reaktion, die weit geringer ist als der Säuregrad des normalen Scheidensekretes, um ein Verkümmern und baldiges Absterben zu bewirken.

Es war im vornherein zu übersehen, dass eine einmalige Ausspülung der Scheide bei pathologischem Sekret den beabsichtigten Kulturwechsel noch nicht herbeizuführen vermag; was der in die Scheide gebrachten Säure an Konzentration und Intensität der Wirkung abging, musste eben durch eine öftere und nachhaltendere Anwendung ersetzt werden.

Bei Schwangeren mit pathologischem Sekret ist die zu wiederholten Ausspülungen erforderliche Zeit meist genügend vorhanden, und es konnten die Versuche angestellt werden, die Scheide mit pathologischem Sekret nicht durch Desinfektionsmittel zu behandeln, sondern durch Störung der Existenzbedingungen die eingenisteten Mikroorganismen zu beseitigen.

Den natürlichen Verhältnissen entsprechend musste als die geeignetste Säure Milchsäure erscheinen. Denn die Untersuchung der Zersetzungsprodukte, welche die charakteristischen Scheidenbacillen sowohl in der Scheide wie auch in Nährlösungen erzeugen, hat, wie früher mitgeteilt wurde, die reichliche Entstehung von Milchsäure ergeben.

Die Milchsäure musste aber auch darum besonders geeignet erscheinen, weil sie eine sehr schwache organische Säure ist und wie das Verhalten der Scheide bei normalem, sauren Sekret beweist, von der Scheidenschleimhaut sehr gut und ohne die mindeste Reaktion dauernd ertragen wird.

Ich wählte daher zu Ausspülungen der Scheide eine Milchsäurelösung von 1 %, das ist von einer Konzentration, wie sie in dem normalen Sekret der Scheide vorkommt.

Um eine nachhaltende Wirkung zu erzielen, wurde bei pathologischer Sekretion regelmässig dreimal täglich die Scheide mit je einem halben Liter dieser Lösung ausgespült.

Das Resultat war, dass bei einzelnen Schwangeren bereits nach drei bis vier Tagen das pathologische Sekret seine Beschaffenheit änderte, und sich eine weissliche, krümmliche Auflagerung bildete, wie dieselbe dem normalen Sekret der Scheide eigen ist. Wurde nach Eintreten dieses Zustandes die Milchsäureausspülung der Scheide beendet, so behielt das Sekret den sauren, normalen Zustand bei.

Die bakteriologische Untersuchung des Sekretes ergab, dass der vorherige Reichtum an Keimarten in dem Sekrete verschwunden war und die Bacillen in ausschliesslichem oder vorherrschendem Grade zur Entwickelung gelangt waren.

Die beabsichtigte Umänderung des pathologischen Sekretes in das normale und die Verdrängung der im ersteren reichlich vegetirenden Spaltpilze war somit durch die Milchsäureausspülungen in der That zu erreichen.

In anderen Fällen mit pathologischer Scheidensekretion musste die Milchsäurebehandlung der Scheide viel länger fortgesetzt werden, bis zu 14 Tagen und länger, um die Umwandlung des pathologischen Sekretes in das normale und hiermit auch Aufzüchtung der Scheidenbacillen zu erreichen.

Einzelne Fälle fanden sich jedoch, in welchen die Milchsäureausspülungen trotz einer bis über vier Wochen fortgesetzten Behandlung wohl das Sekret in seiner Beschaffenheit änderten, aber dennoch keinen dauernden Heilungszustad herbeiführten. Denn sobald die Milchsäureausspülungen unterbrochen wurden, traten im Verlauf einiger Tage die Erscheinungen des pathologischen Sekretes wieder auf, wie sich dasselbe makroskopisch und mikroskopisch kennzeichnet.

Worauf sich dieses ungleiche Verhalten stützt, habe ich wegen anderweitiger Aufgaben bis jetzt nicht systematisch verfolgen können. Es dürfte anzunehmen sein, dass in solchen Fällen protrahirten Überdauerns der pathologischen Sekretion die Ursache nicht sowohl in den Zuständen der Scheide selbst gelegen ist, sondern dass eine stete Neuinfektion der Scheide dadurch bewirkt wurde, dass sich von der gleichzeitig erkrankten Cervix, welche gerade bei Schwangeren einer Ausspülung unzugänglich ist, immer wieder neue Infektionsfaktoren in die Scheide herunter geltend machten.

Man könnte annehmen, dass desinfizirende Ausspülungen mit Karbol, Kreolin, Sublimat u. a. dieselbe Wirkung auf das pathologische Sekret hervorbringen und die gleichzeitige Vernichtung der Saprophyten und pathogenen Keime erreichen lassen.

Versuche, die ich nach dieser Richtung hin anstellte, haben jedoch bei Anwendung dieser Desinfektionsmittel keine so günstigen Folgezustände ergeben wie bei der Milchsäureausspülung. Mit Desinfektionsmitteln lässt sich wohl bei geeigneter Behandlung vorübergehend die Scheide keimfrei machen, nicht aber lassen sich dadurch die physiologischen Mikroorganismen-Zustände in der Scheide herbeiführen.

Ein Überführen des pathologischen Sekretes in das normale war damit nicht möglich. Nach einigen Tagen, welche zur vollständigen Aufsaugung und Ausscheidung der in die Scheide eingebrachten Desinfektionsmittel genügen, fand sich trotz der vorübergehend wirksamen Desinfektion der Scheide in derselben wiederum pathologisches Sekret, das in seinem äusseren Verhalten und im mikroskopischen Präparat das charakteristische Bild darbot. Niemals war es möglich gewesen, durch die Anwendung von Desinfektionsmittel die im normalen Scheidensekret typisch vorhandenen Scheidenbacillen zur Aufzüchtung in der Scheide zu bringen.

Die günstigere Wirkung der Milchsäureausspülungen gegenüber der Anwendung von Desinfektionsmitteln wird darin zu suchen sein, dass die durch einprozentige Milchsäure bewirkte saure Reaktion nicht nur die weitere Entwickelung der im pathologischen Sekret vorhandenen Saprophyten beeinträchtigt und die Vermehrung der Staphylokokken und eventuell auch der Streptokokken schwächt und hemmt, sondern dass durch die täglich mehrfach wiederholten Milchsäureausspülungen nunmehr die ubiquistischen Scheidenbacillen zur Reinzucht kamen und dann durch die von ihnen selbst gebildete und angesammelte Säure das Aufkeimen anderer Saprophyten wie auch pathogener Keime dauernd verhindert wird.

Eine solche Säurewirkung ist selbstverständlich in den Fällen ausgeschlossen, in welchen vom Uterus herunter fortwährend ein reichliches und alkalisches Sekret sich über die Scheidenschleimhaut ergiesst, wie dies z. B. bei gonorrhoischem Cervikalkatarrh erfolgt.

Gelingt es auf diese oder eine andere Weise, das pathologische Sekret der Scheide während der Schwangerschaft in das normale Sekret überzuführen und hiemit auch bei Frauen mit früher pathologischem Sekret die Entwickelungsbedingungen für pathogene Keime in der Scheide vor der Geburt aufzuheben, so ist hiemit erreicht, dass dann die innere Untersuchung auch bei solchen Personen ohne Nachteil vorgenommen werden kann, ebenso wie dies bei Frauen mit ursprünglich normalem Scheidensekret der Fall ist, während zugleich auch die gelegentlich verhängnissvolle Gefahr einer Selbstinfektion durch das pathologische Scheidensekret ausgeschaltet ist.

Litteratur.

[1]) Gönner, Über Mikroorganismen im Sekret der weiblichen Genitalien etc. Centralbl. f. Gyn. 1887, Nr. 28.

[2]) Winter, Die Mikroorganismen im Genitalkanal der gesunden Frau. Zeitschr. f. Geb. u. Gyn. Bd. XIV, 1888, p. 443.

[3]) Samschin, Über das Vorkommen von Eiterstaphylokokken in den Genitalien gesunder Frauen. Deutsche med. Wochenschr. 1890, Nr. 16.

[4]) Steffeck, Bakteriologische Begründung der Selbstinfektion. Zeitschr. f. Geb. u. Gyn. Bd. XX, 1890, p. 339.

[5]) Bumm, Beitrag zur Kenntnis der Gonorrhoe der weiblichen Genitalien. Archiv f. Gyn. Bd. XXIII und Über die Aufgaben weiterer Forschungen auf dem Gebiete der puerperalen Wundinfektion, Bd. XXXIV. — Auch: Der Mikroorganismus der gonorrh. Schleimhauterkrankungen „Gonococcus Neisser." Wiesbaden 1887. II. Auflage.

[6]) Kehrer, Handbuch der Geburtshilfe Bd. I, p. 591.

[7]) Bockelmann, Über Antisepsis in der Geburtshilfe. Centralbl. f. Gyn. 1886, p. 724. — Die Antisepsis während der Geburt. Zeitschr. f. Geb. u. Gyn. Bd. XVII. p. 341.

[8]) Fritsch, Die Krankheiten der Frauen. III. Aufl. 1886, p. 5.

[9]) Fritsch, Die Lageveränderungen und die Entzündungen der Gebärmutter. Handbuch der Frauenkrankheiten, 1885, p. 358.

[10]) Winckel, Lehrbuch für Frauenkrankheiten. Leipzig 1886.

[11]) Bastelberger, Cyste im Hymen, Archiv f. Gyn. XXIII, p. 427.

[12]) Döderlein, Ein Fall von angeborener Hymenalcyste. Archiv f. Gyn. Bd. XXIX, p. 284.

[13]) Haussmann, Die Parasiten der weiblichen Geschlechtsorgane des Menschen und einiger Tiere. Berlin 1870.

[14]) Plaut, Neue Beiträge zur systematischen Stellung des Soorpilzes in der Botanik. Leipzig 1887.

[15]) Flügge, Die Mikroorganismen. 2. Aufl. p. 113. 1886.

[16]) Grawitz, Virchows Archiv Bd. 70 und Bd. 103.

[17]) Baginsky, Deutsche med. Wochenschr. 1885, p. 50.

[18]) Zweifel und Reess, Bericht der Societas physico-medica. Erlangen 1877.

[19]) Mayer, Monatsschrift f. Geburtskunde XX, p. 2.

[20]) Winckel, Berliner klin. Wochenschr. 1886, p. 237.

[21]) Zweifel, Die Krankheiten der äusseren weiblichen Genitalien und die Dammrisse. Stuttgart 1885, p. 57.

[22]) Buchner, Die chemische Reizbarkeit der Leukocyten und deren Beziehung zur Entzündung und Eiterung. Berliner klinische Wochenschrift 1890, Nr. 47.

[23]) Hegar, Die Entstehung, Diagnose und chirurgische Behandlung der Genitaltuberkulose des Weibes. Stuttgart 1886 und Sammlung klin. Vortr. von Volkmann, Nr. 351.

[24]) Kaltenbach, Sammlung klin. Vortr. v. Volkmann, Nr. 295.

[25]) Doléris, La fièvre puerpérale. Paris 1880.

[26]) Lomer, Über den heutigen Stand der Lehre von den Infektionsträgern bei Puerperalfieber. Zeitschr. f. Geb. u. Gyn. Bd. X, p. 366.

[27]) Döderlein, Untersuchung über das Vorkommen von Spaltpilzen in den Lochien des Uterus und der Vagina gesunder und kranker Wöchnerinnen. Archiv f. Gyn. Bd. XXXI, p. 412.

[28]) Czerniéwski, Zur Frage von den puerperalen Erkrankungen. Eine bakterioskopische Studie. Archiv f. Gyn. Bd. XXXIII, p. 73.

[29]) Widal, Infection puerpérale et phlegmatia alba dolens et l'érysipèle. Paris 1889, referirt in Jahresbericht über die Fortschritte auf dem Gebiete der Geb. u. Gyn. Jahrgang III, 1890, p. 223.

[30]) Bumm, Histologische Untersuchungen über die puerperale Endometritis. Archiv f. Gyn. Bd. XL.

[31]) v. Ott, Zur Bakteriologie der Lochien. Archiv f. Gyn. Bd. XXXII, p. 442.

[32]) Chazan, Die Streitpunkte in der Puerperalfieberfrage. Sammlung klin. Vortr. v. Volkmann, N. F. Nr. 12.

[33]) Jess, De puerperarum morbis in instituto obstetricio Kiliensi observatis inde a die XV. mensis Iulii anni MDCCCLXII usque ad diem I anni MDCCCLXVI Dissertat. Kiel 1866.

[34]) Credé, Gesunde und kranke Wöchnerinnen. Leipzig 1886, p. 84.

[35]) Halbertsma, Äussere Untersuchung als Prophylacticum gegen Puerperalfieber. Centralblatt für die medizinischen Wissenschaften, 1870, Nr. 30.

[36]) Winckel, Pathologie und Therapie des Wochenbettes. III. Aufl.

[37]) Hegar, Zur puerperalen Infektion und zu den Zielen unserer modernen Geburtshilfe. Volkmanns Vorträge, Nr. 351.

[38]) Leopold, Archiv f. Gyn. Bd. XXXV, p. 149 und Bd. XXXVIII, p. 330 und Bd. XL, p. 439.

[39]) J. Veit, Zur Prophylaxe des Puerperalfiebers. Berliner klin. Wochenschr. 1891, Nr. 19.

[40]) Steffeck, Über Desinfektion des weiblichen Genitalkanals. Zeitschr. f. Geb. u. Gyn. Bd. XV, p. 395.

[41]) Döderlein und Günther, Zur Desinfektion des Geburtskanales. Archiv f. Gyn. Bd. XXXIV, p. 111.

Erklärung der Photogramme.

Tafel I.

Fig. 1. Scheidensekret eines totgeborenen Mädchens. Keimfrei, nur aus Plattenepithelien bestehend.

80fache Vergrösserung, Text p. 14 und 15.

Fig. 2. Scheidensekret einer 16jährigen Virgo. Vereinzelte Plattenepithelien, zahlreiche Bacillen.

700fache Vergrösserung, Text p. 15.

Tafel II.

Fig. 3. Normales Scheidensekret einer Schwangeren. Plattenepithelzelle und Reinkultur der Scheidenbacillen.

700fache Vergrösserung, Text p. 14 und 15.

Fig. 4. Pathologisches Scheidensekret einer Schwangeren. Plattenepithelien, Eiterkörperchen, in Haufen liegende Kurzstäbchen und Kokken.

700fache Vergrösserung, Text p. 39.

Tafel III.

Fig. 5. Reinkultur von Scheidenbacillen. Ausstrichpräparat von einer auf Glycerinagar bei 37° C. gewachsenen Strichkultur.

700fache Vergrösserung.

Fig. 6. Die Involutionsformen der Scheidenbacillen. Ausstrichpräparat, erhalten aus einer 14 Tage bei 37° C. stehenden Agarstrichkultur.

700fache Vergrösserung, Text p. 16.

Tafel IV.

Fig. 7. Reinkultur von Hefezellen aus der Scheide. Ausstrichpräparat von einer bei 24° C. auf glycerinhaltiger Nährgelatine gewachsenen Strichkultur. Vermehrung durch Teilung.

250fache Vergrösserung, Text p. 25.

Fig. 8. Soor-Mycelium, entnommen aus dem Kammerwasser eines Kaninchenauges nach Infektion desselben mit Reinkultur von Soorhefe aus der Scheide.

250fache Vergrösserung, Text p. 25.

Tafel V.

Fig. 9. Reagensglas mit vier Tage alter Strichkultur der Scheidenbacillen auf Glycerinagar.

2fache Vergrösserung, Text p. 16.

Fig. 10. Reagensglas mit Stichkultur der aus der Scheide gezüchteten Soorhefe, gewachsen in Nährgelatine bei 24° C., seitliche, feine Mycelfäden.

Natürliche Grösse, Text p. 25.

Fig. 11. Strichkultur von Scheidenbacillen (durchsichtige, punktförmige Kolonien), und von Staphylokokken (dicke, undurchsichtige Pilzrasen), bei 37° C. im Petrischen Schälchen auf Glycerinagar gewachsen.

Ausbleiben des Wachstums der Staphylokokken, wo ihre Kultur die Strichkultur der Scheidenbacillen trifft.

Natürliche Grösse, Text p. 31.

Fig. 1, 3, 6, 9, 10 und 11 wurden vom Verf. mittelst des mikro- bez. makrophotographischen Apparates der Leipziger Universitäts-Frauenklinik aufgenommen, die übrigen Photogramme wurden mit dem grossen Zeiss'schen Mikrophotographier-Apparat des hiesigen pathologischen Institutes unter gütiger Beihilfe des Herrn Dr. Schmorl angefertigt.

Die in Fig. 1—8 dargestellten Ausstrichpräparate waren mit wässeriger Methylviolettlösung gefärbt.

Die Reproduktion geschah mittelst des Lichtdruckverfahrens durch Jul. Klinkhardt in Leipzig.

Fig. 1.

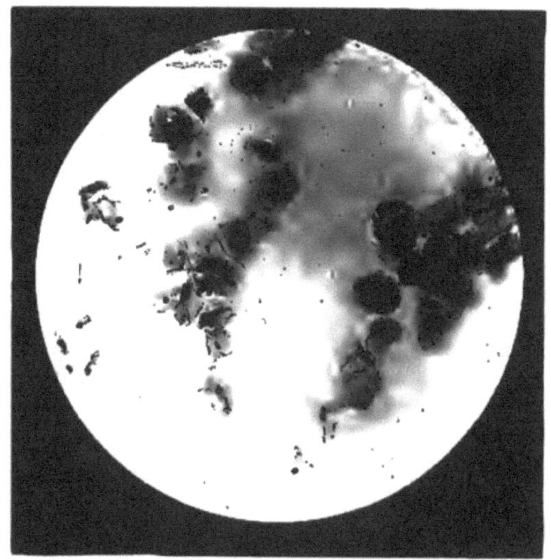

Scheidensekret eines Neugeborenen.

Fig. 2.

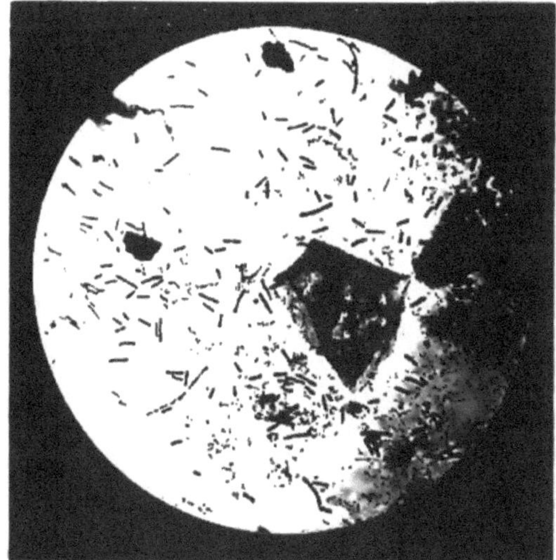

Scheidensekret einer Virgo.

Fig. 3.

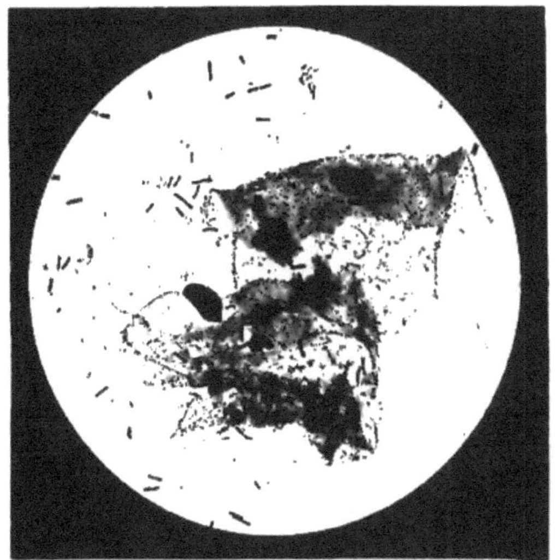

Normales Scheidensekret einer Schwangeren.

Fig. 4.

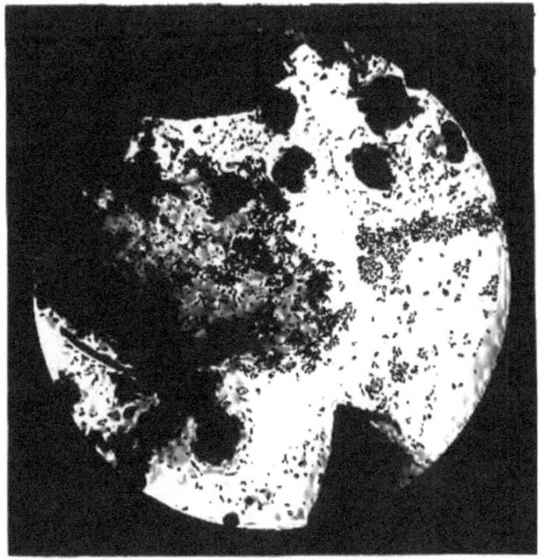

Pathologisches Scheidensekret einer Schwangeren.

Fig. 5.

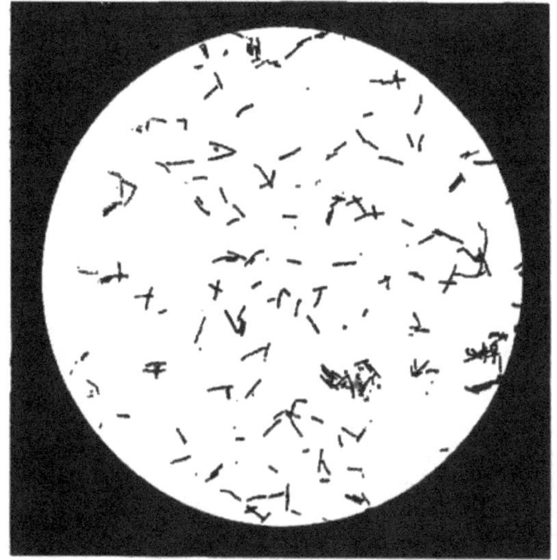

Scheidenbacillen.

Fig. 6.

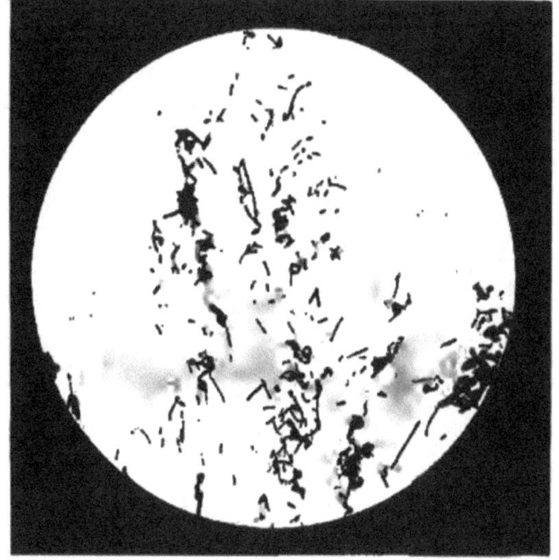

Involutionsformen der Scheidenbacillen.

Fig. 7.

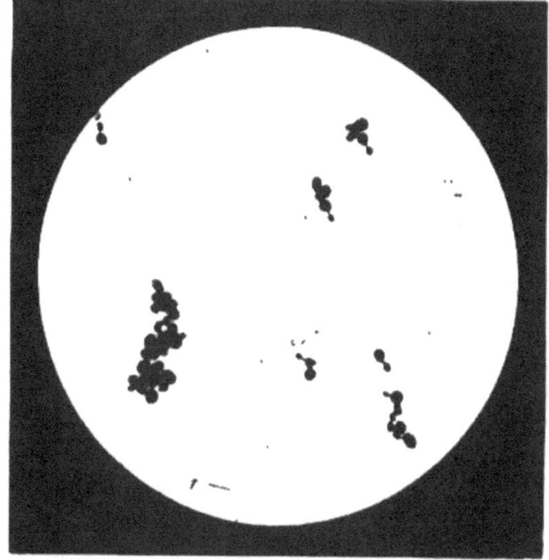

Soorhefe.

Fig. 8.

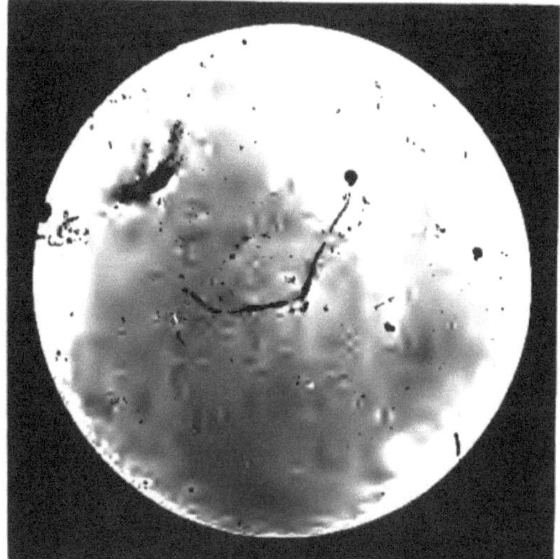

Soormycelium.

Fig. 9.

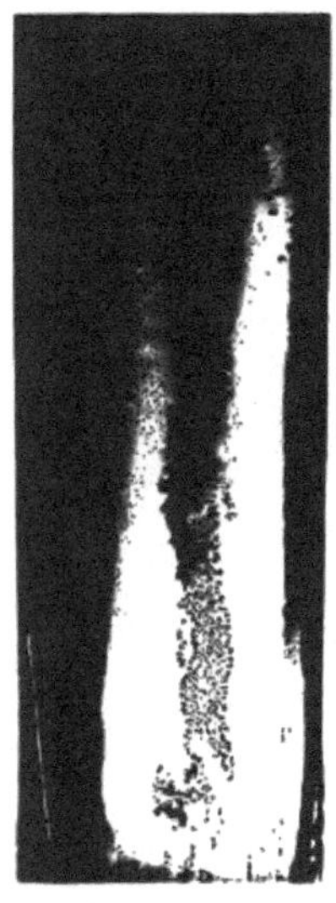

Strichkultur
der Scheidenbacillen.

Fig. 10.

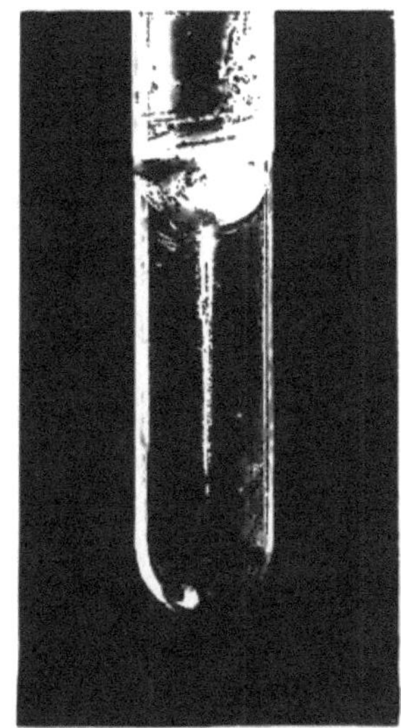

Stichkultur der Soorhefe.

Fig. 11.

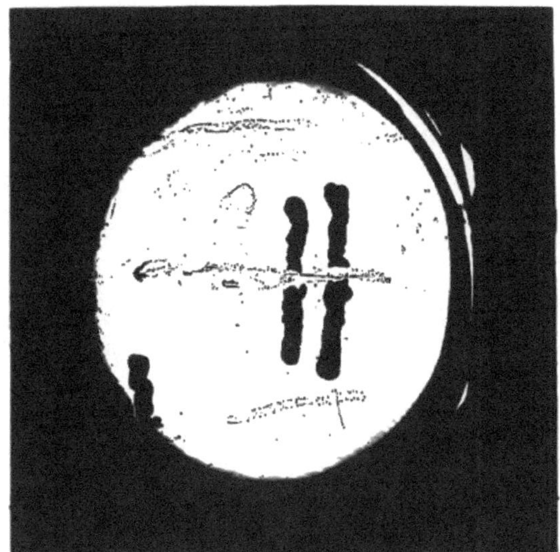

Strichkultur von Scheidenbacillen und Staphylokokken.

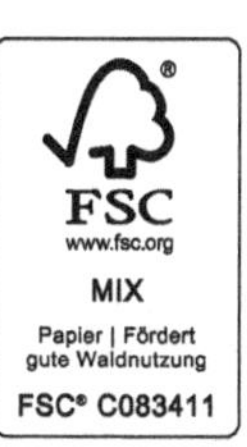

Zeitfracht Medien GmbH
Ferdinand-Jühlke-Straße 7
99095 Erfurt, Deutschland
produktsicherheit@kolibri360.de